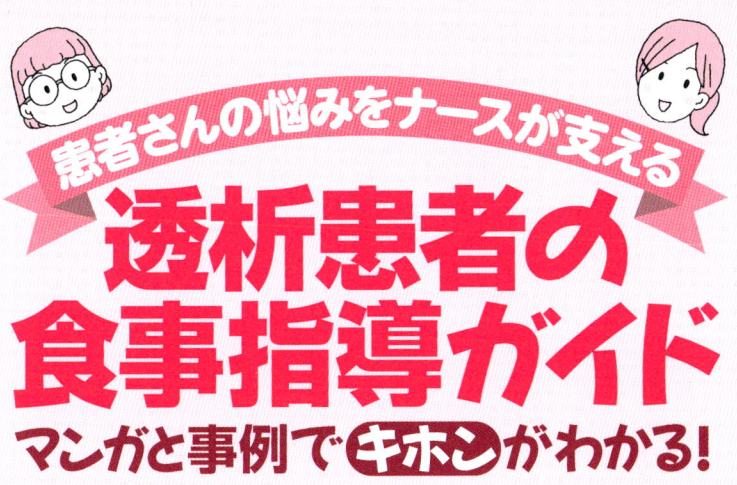

患者さんの悩みをナースが支える

透析患者の食事指導ガイド

マンガと事例で キホン がわかる！

管理栄養士 髙﨑美幸 編著

東葛クリニック病院 透析室スタッフ 著

MCメディカ出版

刊行に寄せて

　本書は、わが国におけるチーム医療のトップリーダーとしての自負をもつ東葛クリニック病院の多くの管理栄養士をはじめとし、看護師、臨床心理士、医師の協力を得て、臨床の現場における看護師のための"透析患者の食事指導ガイド"として制作したものである。

　透析患者さんへの栄養指導は、「栄養指導は管理栄養士が行う」という画一的な考えでなく、常日頃、患者さんの生の声や悩みを受け止めている透析室、病棟、外来の看護師の役割が重要であることはいうまでもない。それは患者さんと接している時間が最も多いスタッフであることにもよるが、体重の増加、リンやカリウムが高いなどの患者さんにとって切実な問題に毎日接し、患者さんに寄り添っていける立場であるからこそできると考えるからである。そんな栄養指導のあり方があってもよいのではないかと思う。

　透析治療はオンラインHDF（血液透析濾過）や長時間透析など、患者さんにとってはさまざまな治療が選択できる時代になっている。栄養指導も「あれはだめ」「これもだめ」という時代から、患者さんにとって負担の少ない、制限をしながらも楽しく食事をし、生活の質（QOL）を向上させていくということが求められるようになってくると思う。

　本書は、管理栄養士の髙﨑美幸が中心となり、スタッフのための勉強会や、透析室スタッフの栄養指導に関するスキルアップ向上のための地域連携を通じて得た知識と各医療スタッフの知識を融合させ、透析の現場ですぐに役立ち、かつわかりやすさをコンセプトに作られたものである。

　透析に関わるスタッフのためのバイブルとして栄養指導に少しでも役立ち、患者さんの食事制限のストレスを緩和できるものであればこのうえない喜びである。

2013年1月

松圓会理事長　東　仲宣

はじめに

　透析患者さんに栄養指導を行うための実践書の多くは、栄養士や管理栄養士を対象として書かれていますが、実際には、管理栄養士が毎日常勤している透析クリニックはあまりなく、日常の簡単な栄養指導は、看護師が行っている施設も多いようです。

　東葛クリニック病院では、10年ほど前から、東葛透析栄養セミナーという地域の透析施設のスタッフを対象とした勉強会（参加者の約50％が看護師）を継続して開催しており、症例検討を通じて、看護師が透析室での栄養指導で困っている点、知っておきたい点を一緒に勉強してまいりました。

　そこで、管理栄養士が常勤していない透析クリニックの看護師をサポートするための栄養食事指導の本として、本書を企画しました。

　本書を企画・制作に至った当院の取り組みも随所にコラムとして入れていますので、実際に管理栄養士が中心になり透析患者さんの栄養管理にあたっている施設やこれから透析患者さんの栄養指導を進めていこうと考えている施設の皆さんの参考になればと思います。

　患者さんをささえるための活動として、①看護師および透析室スタッフが透析の栄養療法について理解し、個々の患者さんの状態に沿った指導ができるようになる（スタッフ向けの勉強会）、②患者さん自身が透析治療について勉強して、食事を含めた自己管理が実践できるようになる（患者勉強会の開催）、③個々のスタッフがバラバラにアプローチするのではなく、よいことはチームとして積極的に患者さんに伝えていける体制づくり（CKDメディカルサポートプロジェクト）、④一病院の活動にとどまらず地域の透析施設スタッフと協同し、地域全体の透析施設の栄養管理のレベルアップに

寄与できる体制の構築（地域透析施設の連携）、⑤そのための院内組織の整備（医療支援室、地域医療連携室の活動）など、これらの事柄にポイントを置き展開してきました。

　今までの栄養指導のイメージは、患者さんにとって「制限」「怒られる」などのネガティブなものが多かったと思います。

　当院では、透析の質に関するキャッチフレーズとして「元気で長生き！　安心らくらく透析」を掲げています。食事もその一環として、個々の患者さんとの信頼関係のうえに、価値観・経済状態・家庭環境などの実質を捉えた、実践可能で、患者さん自身の納得・満足の得られるものであって欲しいと願っています。

　本書が、透析患者さんの豊かな食生活を実現するための一助となれば幸いです。

　2013年1月

管理栄養士　髙﨑美幸

CONTENTS

刊行に寄せて………3
はじめに………4
執筆者一覧………8

基礎編 透析室に配属されたら知っておきたい7箇条

腎臓内科医から透析室看護師へのメッセージ………10
1 ドライウエイトと1日水分量の決め方………12
2 水分・塩分制限をするための知識と工夫………18
3 カリウム制限をするための知識と工夫………24
4 リン制限をするための知識と工夫………32
5 エネルギーとたんぱく質のとり方………40
6 検査データから何をチェックすべきか………46
7 低栄養に関する知識と工夫………52

応用編 一歩進んで、透析患者の行動変容につなげるためのワンモアセンス

1 コミュニケーションの基本を身につける………62
2 食事の聞き取りの工夫とコツ………76
3 食生活の改善を促すアプローチの方法………86
4 サプリメントと健康食品の活用………96
5 独居および高齢者世帯の食事実態………108
6 自己管理のサポートで看護師の果たす役割………116

資料編　資料を用意して患者さんの元へ！

- 透析の食事療法………122
- 水分・塩分管理………126
- 高カリウム血症………130
- 高リン血症………134
- 腎性貧血………138
- 糖尿病透析の食事管理………142
- 高尿酸血症………146
- 外食の注意点………148
- 食品成分表の表示の見方………152

食事療法を主体的に実践してもらう工夫

1. 透析勉強会（患者勉強会）● 39
2. 腎臓内科医との連携：CKDメディカルサポートプロジェクト● 60
3. 東葛透析栄養セミナー● 85
4. CKD勉強会（院内スタッフ向け）● 107
5. 医療支援室、地域医療連携室の活動● 115

- 索 引………155
- おわりに………157
- 編者紹介………159

執筆者一覧

【編　著】

髙﨑美幸　　たかさき　みゆき
医療法人財団松圓会東葛クリニック病院　栄養部課長（執筆当時）管理栄養士
〔応用編2・4・5、資料編、食事療法を主体的に実践してもらう工夫①〜⑤〕

【執　筆】

藤田　省吾　　ふじた　しょうご　東京医科大学茨城医療センター　腎臓内科助教
　　　　　　　〔基礎編（腎臓内科医から透析室看護師へのメッセージ）〕

遠藤　明子　　えんどう　あきこ　東葛クリニック病院　栄養部　管理栄養士
　　　　　　　　　　　　　　　　　　　　　　　　　〔基礎編1・2、資料編〕

村上　広子　　むらかみ　ひろこ　同　栄養部　管理栄養士〔基礎編3、資料編〕

小村　美紀　　こむら　みき　同　栄養部　管理栄養士〔基礎編4、資料編〕

柴田　寛美　　しばた　ひろみ　同　栄養部　管理栄養士〔基礎編5、資料編〕

内薗那穂子　　うちぞの　なほこ　同　栄養部　管理栄養士〔基礎編6、資料編〕

小川　晴久　　おがわ　はるひさ　同　栄養部　管理栄養士〔基礎編7、資料編〕

山﨑美佐子　　やまざき　みさこ　同　医療福祉連携支援部　臨床心理士
　　　　　　　　　　　　　　　　　　　　　　　　　　　　　〔応用編1〕

谷口千賀子　　たにぐち　ちかこ　同　看護部　CKDコーディネートナース
　　　　　　　　　　　　　　　　　　　　　　　　　　　　　〔応用編3〕

小野﨑　彰　　おのざき　あきら　同　腎臓内科〔応用編6〕

基礎編

透析室に配属されたら知っておきたい7箇条

　基礎編では、透析室で日常的に患者さんと交わされる栄養問題を取り上げてみました。それぞれの項目で、「わかっちゃいるけどできないよ」という患者さんや「気をつけたのにどうして数値が悪くなったかわからない」という患者さん、「食事なんて気にしないんだ」という患者さんなど、いろいろな考えをもち、それぞれに違った態度を示す患者さんが登場します。

　透析患者さんへ正しい知識をわかりやすく伝えられる基礎知識からまず学んでいきましょう。

腎臓内科医から透析室看護師へのメッセージ

藤田省吾

　近年「医食同源」という言葉を耳にする機会が増えていると思います。この言葉は古来中国の薬食同源思想というものがもとになっています。バランスよく食事をとることが病気の予防になる、また食事の内容を見直すことで治癒する方向にもっていくことができるという考え方です。

　このような考え方があるように、食事が健康に対していかに大切かがわかります。

　慢性腎臓病（chronic kidney disease：CKD）を患っている場合にも、食事療法は治療の大きなウエイトを占めています。

　CKDの原因となる疾患は、糸球体腎炎、糖尿病、高血圧など多彩です。またCKDにはステージがあります。CKDの食事療法は原疾患によって異なり、またその進行度に応じて内容も変更しなければなりません。患者さんにとっては食欲という大事な欲求を抑えられ、さらに生涯にわたって行わなければならないものです。そのようなところが患者さんからは敬遠され、医療者にとっても実施するうえで複雑さを抱える原因になっているのではないかと思います。

　透析を受けている患者さんの場合、月に1～2回の採血検査があり、そこで食事管理がうまくできているかどうかが評価されます。透析室看護師の皆さんは多くの場合、ベッドサイドで患者さんに説明しなくてはならず、その一方で個人情報を扱うためプライバシーの配慮に苦労されていることと思います。検査結果によっては、声が大きくならないようにこらえることもあるのではないでしょうか。とくにそういった場合、わたしもよく経験するのですが、患者さんから何をどれだけ食べていいかわからない、食べるものがなく

なってしまうといわれることがしばしばあります。

　そんななか、わたしたちの重要な役割は、「食べる」という基本的欲求に制限をかけられ多大なストレスを負荷されている患者さんにそっと寄り添いながら、具体的なアドバイスをすることで心労を少しでも軽減することなのではないでしょうか。

　最後に、本書がわたしにとっても、透析室看護師の皆さんにとっても、とっておきの切り札の一冊となることを願ってやみません。

1 ドライウエイトと1日水分量の決め方

遠藤明子

　ドライウエイト（dry weight：DW）の設定は医師の判断・指示のもとに行われますが、患者さんに説明する基本的な知識として覚えておくとよいでしょう。

ドライウエイトの決め方

1 ドライウエイトと標準体重の違い

　ドライウエイトという言葉は、あまり聞き慣れない言葉ではないでしょうか。ドライウエイトとは、「体液量が適正で、透析中に過度の血圧低下を生ずることがなく、かつ長期的にも心血管系への負担が少ない体重」とされています。ただし、患者さんには「透析後、体に余分な水分がなく、血圧や体への負担が少ない体重」と説明したほうがわかりやすいかもしれません。施設によっては、ドライウエイトのことを標準体重あるいは適正体重ということもあります。

　一般的に標準体重（理想体重）といわれるものは、「ヒトが肥満でもやせでもなく、一定期間の死亡率や罹患率が有意に低いなど、最も健康的に生活できると統計的に認定された理想的な体重」のことを指します。

　標準体重は、身長から割り出す計算式〔標準体重＝身長(m)×身長(m)×22〕がありますが、ドライウエイトは患者さんの状態や基準となる指標によって決められ（「2 ドライウエイトを決めるときの指標」参照）、透析患者さん独特の体重ということになります。標準体重からみると、体重の調整が必要ではないかと思われる低体重・過体重の患者さんがいますが、このような違いがあるためです。

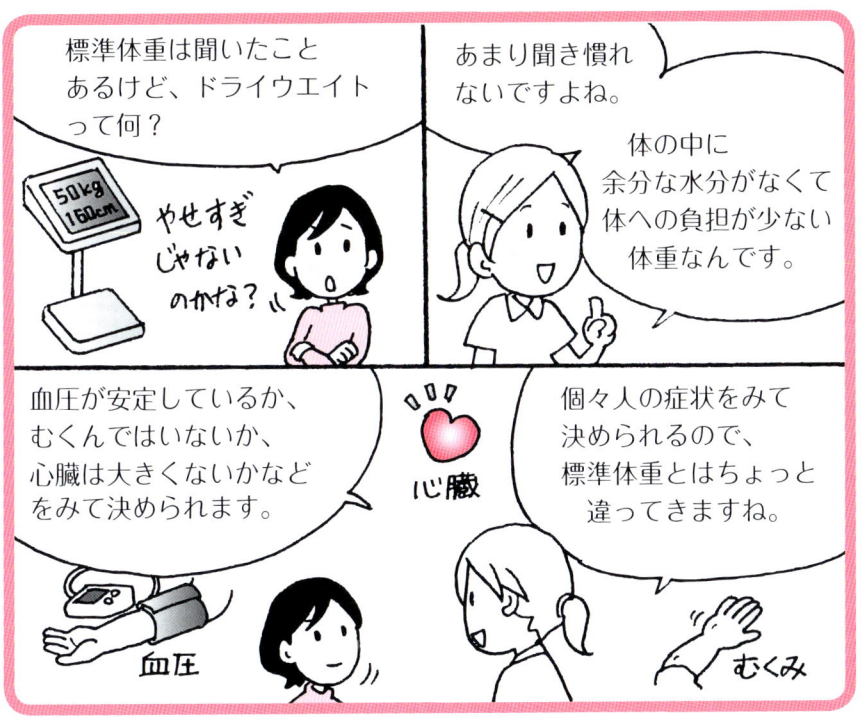

ドライウエイトとは？

ドライウエイトがどのように決められるのか、なぜこの体重なのか…と、不安になっていたり、不思議に思っていたりする患者さんも少なくありません。体重管理を促すためにもどういうものなのかを理解してもらいましょう。

2 ドライウエイトを決めるときの指標（表1）

一般的に採用されているドライウエイトを設定する際の指標には、次のものがあります。

- 透析中の著明な血圧低下がない。● 末梢の浮腫がない。
- 透析終了時血圧は開始前の血圧より高くなっていない。
- 胸部X線写真で胸水や肺うっ血がなく、心胸（郭）比（cardiothoracic ratio：CTR）が50％以下（女性は53％以下）である。

表1 成人の慢性腎臓病（CKD）ステージ5に対する食事療法基準

ステージ5 (GFR<15)	エネルギー (kcal/kg/日)	たんぱく質 (g/kg/日)	食塩 (g/日)	水分 (mL/日)	カリウム (mg/日)	リン (mg/日)
ステージ5	27～39[注1]	0.6～0.8[注2]	3以上6未満	―	1,500以下	―
ステージ5D 血液透析 （週3回）	27～39[注1]	1.0～1.2	6未満	できるだけ少なく 15mL/kgDW/日以下	2,000以下	たんぱく質(g) ×15以下
ステージ5D 腹膜透析	27～39[注3]	1.1～1.3	尿量(L)×5＋PD除水(L)×7.5	尿量＋除水量	制限なし[注4]	たんぱく質(g) ×15以下

kg：身長(m)^2×22として算出した標準体重、GFR：糸球体濾過量（mL/分/1.73m^2）、kgDW：ドライウエイト（透析時基本体重）、PD：腹膜透析
注1）厚生労働省策定の「日本人の食事摂取基準」と同一とする。性別、年齢、身体活動レベルにより推定エネルギー必要量は異なる。
注2）0.5kg/kg/日以下の超低たんぱく食が透析導入を遅らせるのに有効との報告もある。
注3）注1と同様。透析液からの吸収エネルギー分を差し引く。
注4）高カリウム血症では血液透析と同様に制限
（日本腎臓学会食事療法ガイドライン改訂委員会．慢性腎臓病に対する食事療法基準2007年版．日本腎臓学会誌．49（8），2007，871-8．引用改変）

　また、ヒト心房性ナトリウム利尿ペプチド（hANP）や脳性ナトリウム利尿ペプチド（BNP）がドライウエイトの指標として用いられることがあります。hANPは、体液量が多い（体重増加が多い）と増加し、また、器質的な心疾患では高値を示すことがあります。BNPは心胸比から単純に決められない場合に、体液量が過剰であるか否かをみるために用いられます。いずれも、個々の経過やほかの臨床所見をみながら評価することが勧められています。

　ドライウエイトを変更する際は、患者さんの状態や透析中の血圧変動に注意し、透析ごとに0.3～0.5kg程度の範囲で徐々に変更していき、週後半でドライウエイトに達するようにします。

1日水分量の決め方（表1）

食事療法は、慢性腎臓病に対する食事療法基準2007年版（日本腎臓学会）を基本に考えていきます。ステージ5（透析導入前）とステージ5D（透析導入後）では、各栄養素や水分摂取量に違いがあり、「今まであまり水分は制限なかったのに…」と食事療法の違いに戸惑う患者さんも少なくありません。一方で、尿量が確保されている患者さんもいます。その場合は、尿量を加味した水分摂取量を指導しますが、透析を続けていくと尿量が減ってくることもあるため、尿量を確認していくことも大切になります。

水分が多くなると高血圧や心機能への負担など、さまざまな影響が出てくることを理解してもらえるように指導しましょう（p.18～23「2．水分・塩分制限をするための知識と工夫」参照）。

> 例）ドライウエイト50kgの患者
> 　　無尿の場合：50(kg)×15(mL)＝750(mL)
> 　　尿量500mLの場合：50(kg)×15(mL)＝750(mL)＋500(mL)
> 　　　　　　　　　　＝1,250(mL)

体重増加量の目安

透析間の体重増加を少なくすることは、透析中の血圧低下を防ぐためにも有効です。ドライウエイトを基本にして考えていくので、ドライウエイトが変更になった際は再度増加量を説明する必要があります。中2日では5％以下、中1日では3％以下を上限にします。

> 例）ドライウエイト50kgの患者
> 　　中2日：50(kg)×0.05＝＋2.5(kg)…52.5kgが上限
> 　　中1日：50(kg)×0.03＝＋1.5(kg)…51.5kgが上限

この範囲内であっても浮腫を感じたり、血圧が高くなったりするなど、個人差があります。あくまでも参考値なので、患者さんの状態をよく観察することが大切になります。

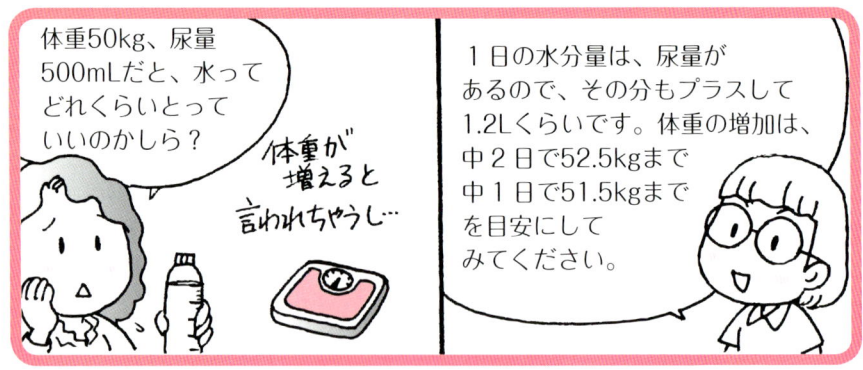

１日の水分量の目安

　水はできるだけ控えるように指導されると、極限まで飲まなくなる患者さんもいます。ドライウエイトや尿量に変化があったときは、再指導するようにしましょう。

引用・参考文献
1) 小林修三．CKD・透析関連領域におけるガイドラインを日常診療にどう生かす．臨牀透析．28 (7), 2012, 179-80.
2) 血液透析患者における心血管合併症の評価と治療に関するガイドライン．日本透析医学会雑誌．44 (5), 2011, 358-62.
3) 鈴木洋道．心房性利尿ペプチド．腎と透析．68 (5), 2010, 737-8.
4) 西野克彦ほか．心不全．腎と透析．68 (5), 2010, 858-9.

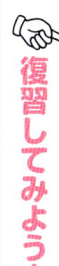

Q1 ドライウエイトと標準体重、どう違いますか？
A1 ドライウエイトは、透析後体に余分な水分がなく、血圧や体への負担が少ない体重です。標準体重は、一般的に健康的な生活ができるであろう理想的な体重のことです。

Q2 どのようにドライウエイトを決めますか？
A2 ドライウエイトは、患者さんの透析前後・透析中の体調や症状、胸部X線撮影などの検査結果をふまえて、医師の指示により決められます。

Q3 1日の水分量は、どれくらいを目安にすればよいですか？
A3 ドライウエイト×15mLが目安量になります。ドライウエイトが増減すると目安量も変わってくるので、患者さんは自身のドライウエイトがどれくらいかを把握しておくことが必要です。

Q4 体重増加はどれくらいがいいですか？
A4 ドライウエイトを基準に考えます。中2日で5％、中1日で3％です。尿量がある場合は、その分を増加した水分量になります。

2 水分・塩分制限をするための知識と工夫

遠藤明子

体重管理が大切なのはなぜ？

　患者さんのなかには、「増えた分は透析で全部なくなるんでしょう？」と誤解する人も少なくありません。腎機能が正常に働いているときに比べ、透析には限度があります。まずは自己管理をする大切さを理解してもらうためにも、水分と塩分の関係を説明することが必要になります。

1 水分と塩分の関係

　わたしたちの体の中の塩分は、ナトリウム（Na）とクロール（Cl）で存在しています。体重・身長の違いがあっても、ナトリウム濃度は140mEq／L（塩分約8.2g／L）に常に保たれ、塩分を多くとれば水で薄めようと必然的に働きます。これは無尿の患者さんが8.2gの塩分を摂取した場合、1Lの水が必要になる、つまり体重も1kg増加するということになります。日本人の食塩摂取量は11〜12g／日といわれていますから、減塩せず中2日に同じ量を摂取した場合、水だけで2.4〜3L必要になります。このことから、水分管理・体重管理をしやすくするためには、減塩は必要不可欠になることがわかります。

2 症　状

　水分過剰による症状として、浮腫、高血圧、透析中の血圧低下（透析時低血圧）、透析終了後の起立性低血圧、胸痛、心肥大・心不全などがあります。とくに透析中・透析終了後の低血圧は予後不良であるとの報告が多くあります。注意する点としては、水分の過剰は透析条件（血流量、ダイアライザの種類、透析時間）や心機能の

低下なども考えられ飲水量のみではないこともあるため、患者さんのエピソードをきちんと把握するようにしましょう。

水分管理の工夫

体重の自己管理を行ううえで、減塩ばかりが中心になりがちで、「水分」を水やお茶だけ、と解釈する患者さんも少なくありません。基本的なポイントを確認していきましょう。

①水分が多い料理や間食は、透析が中2日のときは控える
②体調が悪いとき以外はお粥や雑炊の摂取を控える
- 家庭によって水分量は違うが、米飯に比べて約1.3倍の水を使用するので要注意。

③ふだん使用しているコップや湯呑みの大きさ・入る量を確認する
- 患者さんのいう「1杯」と医療者側の「1杯」の差を見直す。

④氷やうがい、お酒（アルコール）の摂取量を確認する
- アルコールは1日の水分量に入れること、濃い濃度のものを少量飲むことを勧める。
- つまみは塩分が多く、同時にリンやカリウムも多く摂取することになるので、できるだけ控えるように指導する。

⑤生野菜や果物の過剰摂取を避ける
- 80〜90％が水分であり、摂取が多くなれば、必然的に水分摂取は多くなり体重に影響することを説明する。

③〜⑤は意外な落とし穴になります。患者さんは気づかずに摂取していることも少なくありません。

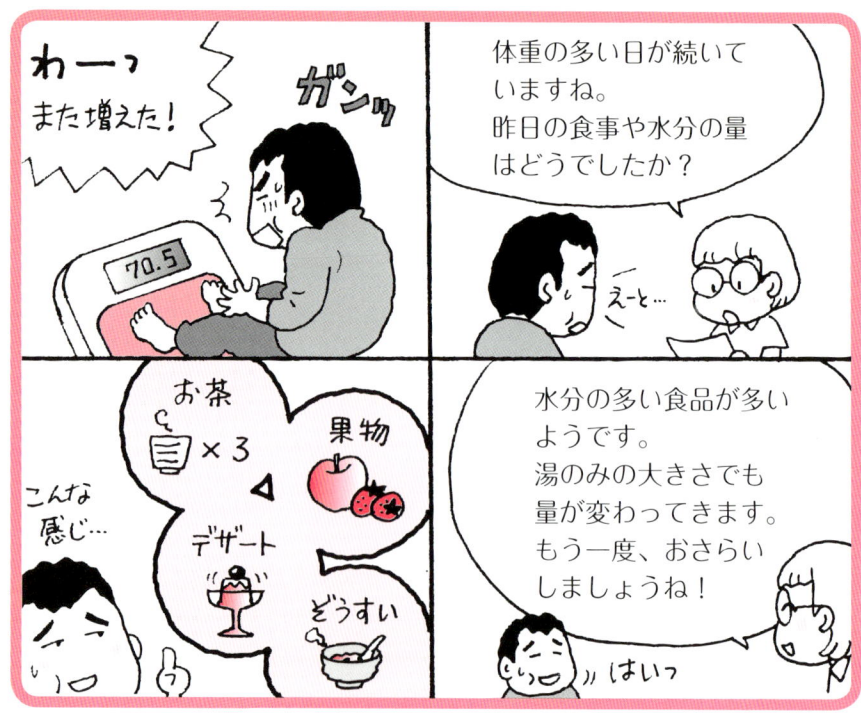

見落としやすい食品

　「液体（水分）＝水・お茶」と考える患者さんもいます。ふだんの飲水量や食事内容を振り返ることで、気づくことも多くあります。患者さんにチェック表を渡して、飲水量、水分が多い食品、調理方法などを書いてもらって一緒に考えるとよいでしょう。

塩分管理の工夫

　もともと日本の食事は塩分や糖分が多い調理法・献立が多いので、食塩は日本人にとって、切っても切れない調味料の一つです。調味料や食べ方の工夫を押さえておきましょう。

①調味料の使い方を見直す
- 一度計量してみる。
- 食べる前に味を確認して、使用する量を減らす。
- 「かける」よりも「つける」

②塩分が多い食品が多くないか、確認する
- 漬け物、佃煮、干し魚、塩辛、たらこなどが多くないか。
- 1回に食べる量や頻度を少なくしてみる。
- 塩分が多いものは最後に食べるようにする。

③外食や加工食品が多くないか、確認する
- 塩分が多いメニューを確認し、頻度を少なくする。
- 麺類の汁は飲まないようにする。

④汁ものは多くないか、確認する
- 味噌汁は具だくさんにする。
- 市販のものではなく、だしをとって上手に利用する。
- 頻度を少なくする。

⑤酢や柑橘系の酸味、香辛料を利用する

　最近は成分表示で塩分（食塩相当量）として表示されている食品が多くなり、ナトリウムを表示したものも少なくありません。レトルト食品や菓子類などにも注意が必要です。

> ナトリウムから食塩への換算式
> 食塩相当量(g)＝食品中のナトリウム(Na)量(mg)×2.54÷1,000

　今までの食生活をいきなり変えることは、だれでも苦痛ですし、長くは続きません。長期的な指導が必要なことも出てくると思います。患者さんからよく話を聴き、嗜好やライフスタイルに合わせた改善ポイントを見つけていきましょう。

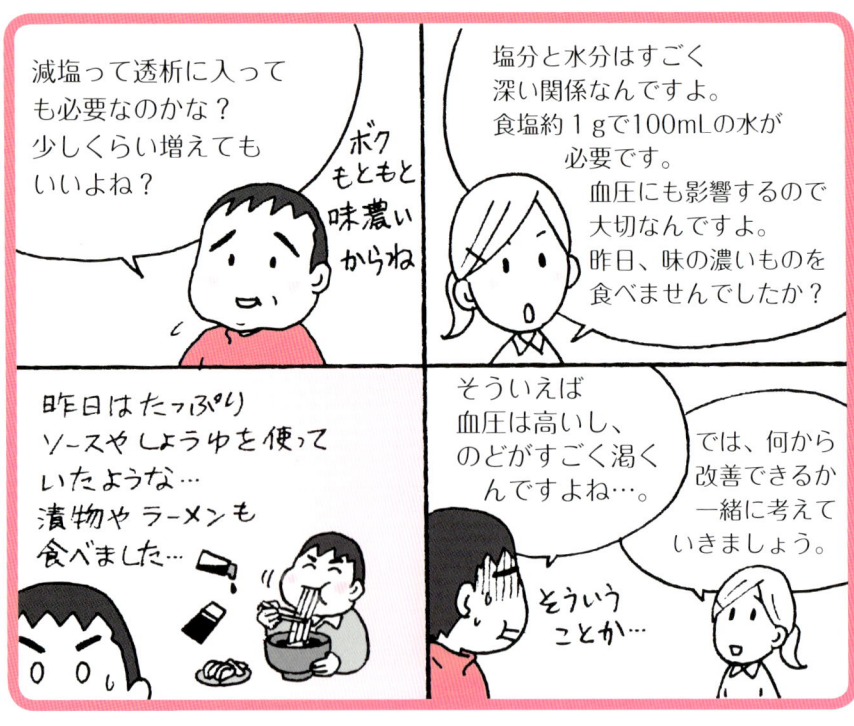

減塩の必要性

　外で仕事をしている人は外食により塩分の摂取量が多くなり、高齢者は味つけが濃くなりがちです。根気強く、よかったときは褒めて指導しましょう。自分でできると思うことから始められるように、一緒に考える姿勢をもちましょう。

引用・参考文献
1) 血液透析患者における心血管合併症の評価と治療に関するガイドライン．血圧異常．日本透析医学会雑誌．44（5），2011，358-62．
2) 石川祐一．"CKDステージ2の栄養指導"．コメディカルのためのCKD慢性腎臓病療養指導マニュアル．山縣邦弘編．東京，南江堂，2010，68．
3) 石川祐一．"CKDステージ5の栄養指導"．コメディカルのためのCKD慢性腎臓病療養指導マニュアル．山縣邦弘編．東京，南江堂，2010，136．
4) 中東真紀．今日からできる！食事管理の工夫 調理法編．透析ケア．17（10），2011，21-3．
5) 伊藤舞子．今日からできる！食事管理の工夫 調味料編．透析ケア．17（10），2011，34-9．
6) 井上啓子ほか．わかりやすい透析食．井上啓子編．東京，ライフサイエンス出版，2002，21-8．

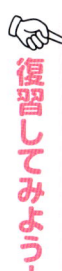
復習してみよう！

Q1 塩分制限はずっと必要ですか？
A1 必要です。体重管理はもちろんのこと、血圧管理にも深く関係しているので、重要な自己管理の一つです。
Q2 漬物や味噌汁はとってはいけないですか？
A2 水分・塩分ともに含んでいるので、毎食・毎日の摂取は避けたほうが望ましいです。摂取する場合は、漬物はカリウムも多いぬか漬けを避けて浅漬けにする、味噌汁は具を多くして汁を少なくするなどの工夫が必要です。
Q3 水分に関係するもので注意しなくてはならないものは何ですか？
A3 見落としやすいところでは、氷やうがいに使う水も飲水量になるので要注意です。氷1個当たり15〜20mL、うがいも10mLの水に相当します。また、雑炊やお粥、ゼリーやプリンなどの菓子類も水分が多く含まれます。

3 カリウム制限をするための知識と工夫

村上広子

高カリウム血症の危険

1 カリウムとは

カリウム（K）は、体内の主要な電解質の一つであり、心臓機能や筋肉機能の調節、細胞内液の浸透圧が一定に保たれるための調節を行っています。体内のカリウムのうち、約98％が細胞内に存在しています。

2 カリウム上昇の原因

カリウムは大部分が腎臓から排泄されるため、腎機能が低下すると高カリウム血症をきたしやすくなります。高カリウム血症は、カリウムの摂取過剰の際やカリウムの細胞外への移動が促された際に起こり、原因として次のものが考えられます。

①カリウムの多い食品のとりすぎ
②食事摂取量の低下（とくにエネルギー不足）
③血液が酸性に傾いている（アシドーシス）
④血糖コントロールの不良
⑤消化管出血

3 高カリウム血症の症状

高カリウム血症の症状として、神経症状・筋肉症状や心伝導障害が起こります。ただし、血清カリウム濃度が7〜8mEq／L以上になるまでは症状はあまりみられません（表1）。

①手足がだるい、重い、手足のしびれ、下痢、胸が苦しい
　（脱力、筋力低下、弛緩性麻痺、呼吸筋麻痺による低換気）
②不整脈、心室細動、心停止

表1 血清カリウム値と危険度

血清カリウム（mEq／L）	危険度
6.5以上	危険!!
5.6〜6.4	注意！
5.5以下	まず安全

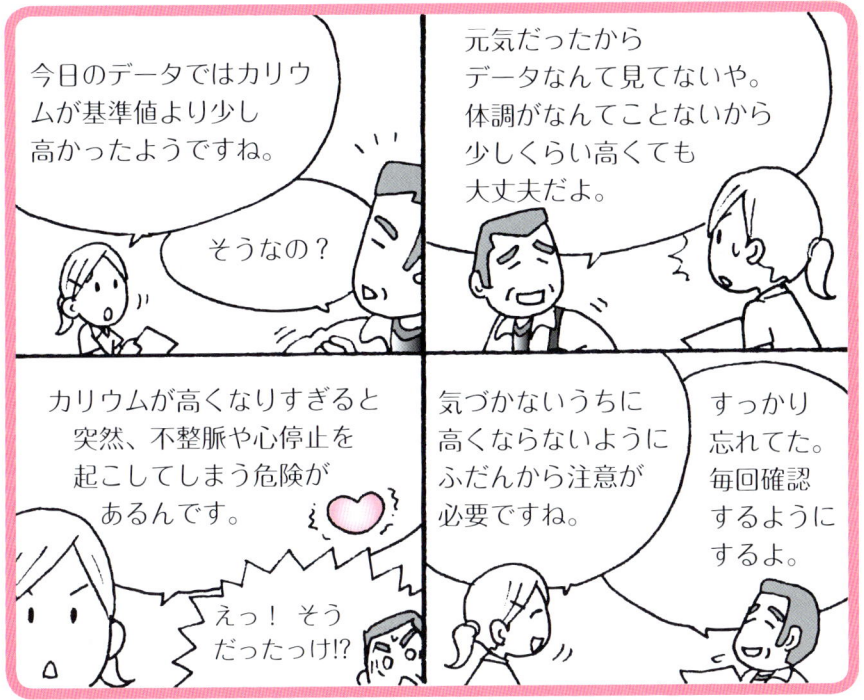

本当は怖い高カリウム血症

　カリウムはよほど高値にならなければ自覚症状が現れず、また透析を行えば除去できてしまいます。そのため患者さん自身が危機感をもちにくく、気づかないうちに高くなっていることが少なくありません。ふだんから患者さん自身が意識して管理できるように、声かけをしましょう。

カリウム制限食の基本

1 カリウムの適正摂取量

> カリウムの適正摂取量は、1日2,000mg以下

　高カリウム血症を防ぐためには、食事からのカリウム摂取を制限する必要があります。身体の大きさによっても異なりますが、透析している場合の適正な摂取量は1日平均2,000mg以下です。

2 カリウムを含む食品（表2）

　カリウムは野菜や果物に多く含まれていると思われがちですが、動物性食品、豆類、種実類、いも類、野菜類、海藻類、きのこ類、果物類など、砂糖や植物油などを除いたほぼすべての食品に含まれています。

　とくに旬の食材は栄養価が高く、ビタミンやミネラルを多く含んでいるためカリウムの含有量も高くなります。

〈ポイント〉

- 果物やきのこの缶詰・水煮は、シロップや漬け汁にカリウムが溶け出ているため、比較的カリウムは少なくなります。
- ドライフルーツは栄養成分が凝縮されているので、少量でもカリウムを多く含みます。
- いもや豆、ナッツなどを使用したお菓子はカリウムを多く含んでいます。
- 玉露やトマトジュースなど一般的に健康によいといわれている製品のなかにも実は高含有量のものがあるため、注意が必要です。

表2 食品のカリウム含有量

食品名			目安量	含有量（mg）
動物性食品	牛肉	肩ロース	薄切り1枚（40g）	104
	鶏肉	ささ身	1本（40g）	168
		もも肉	ひと口大2切れ（40g）	108
	魚	あじ	中1尾（150g）	555
大豆製品	納豆		1パック（40g）	264
	大豆（茹で）		1/3カップ（50g）	285
	木綿豆腐		1/6丁（50g）	70
いも類	さつまいも（生）		1/4本（60g）	282
	さといも（生）		中1個（40g）	256
	じゃがいも（生）		中1/2個（80g）	328
	ながいも（生）		2cm（50g）	215
野菜類	かぼちゃ		3cm角切り2個（50g）	225
	ブロッコリー		2〜3房（40g）	144
	きゅうり		1/3本（30g）	60
	トマト		中1/4個（50g）	105
	キャベツ		1枚（40g）	80
	ほうれんそう		1/2束（100g）	690
きのこ類	マッシュルーム（水煮缶詰）		30g	26
	なめこ水煮		30g	30
	しいたけ（生）		1枚（20g）	56
	えのきたけ		40g	136
果物類	みかん（生、皮むき）		小1個（90g）	135
	みかん（缶詰）		20粒（90g）	68
	バナナ（生、皮むき）		小1本（45g）	162
	バナナ（乾燥）		25g	325
	いちご		小3粒（45g）	77
	すいか（可食部のみ）		1/2切れ（100g）	120

基礎編 **3** カリウム制限をするための知識と工夫

	食品名	目安量	含有量（mg）
菓子類	ポテトチップス	約20枚（30g）	360
	アーモンドチョコレート	6粒（36g）	180
	ビスケット	2枚（8g）	11
	せんべい	2枚（20g）	12
	練りようかん	2cm厚2切れ（60g）	14
	マシュマロ	5〜6個（15g）	0.2
飲料	トマトジュース	100mL	263
	100％オレンジジュース	100mL	179
	ほうじ茶	100mL	24
	コーヒー	100mL	65
	紅茶	100mL	8
	玉露	100mL	340

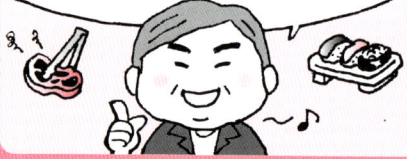

カリウムが多い野菜や果物を食べないように、今夜は寿司、明日は焼き肉に行こうと思ってるんです。

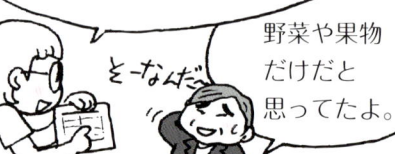

肉や魚など、たんぱく質が多い動物性の食べ物にはカリウムも多いんですよ。食べすぎないようにしてくださいね。

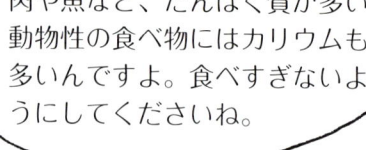

野菜や果物だけだと思ってたよ。

気づきにくいカリウムに注意を！

　たんぱく質を多く含む動物性の食品は同時にカリウムやリンも多く含んでいるため、カリウム制限のためには適正なたんぱく質量を摂取することが基本です。外食では動物性食品の摂取が多くなりがちなので、頻度や食べ方に注意するように促しましょう。

カリウムを減らす食事の工夫

1 カリウムを減らす調理の工夫

| ①茹でこぼす ②生野菜は流水にさらす | 調理前のカリウム20〜50％をカット |

　カリウムには水に溶けやすい性質があります。そのため、野菜のカリウムは茹でこぼすことで20〜50％減らすことができます。流水にさらすだけでも数％減らすことができます。これは、野菜を茹でたり水もみしたりすることで野菜の細胞が壊れ、細胞内に多く含まれているカリウムが水の中に移動するためです。ひと手間ですが、炒めたり煮たりする前に、材料を下茹でしておくとよいでしょう。

〈ポイント〉
- 茹でた後の水には野菜から出てきたカリウムが多く含まれているので使用しない。また、水気をよく切っておく。
- なるべく小さく（細かく）切る。水と接する食材の表面積が大きくなり、より多くのカリウムを取り除くことができる。
- 蒸したり電子レンジで加熱したりしても火は通るが、カリウムは流失しないためカリウム量は減らすことができない。
- カリウムを取り除ける割合は、食材の種類、食材の茹で時間や水にさらした時間によって異なる。時間を長くかけるほど細胞が壊れてカリウムが減りやすいため、効果的である。

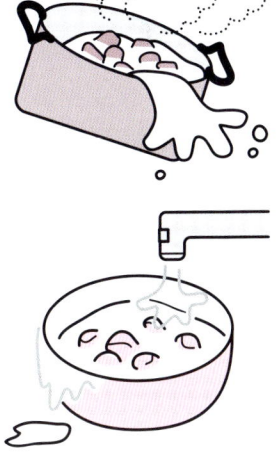

2 カリウムを減らす食べ方の工夫

　とくに食べすぎなくても、意識をしなければ食事に含まれるカリウム量はどうしても高くなってしまいます。食べ方のポイントを知っておくとカリウムの過剰摂取を防ぐことに役立ちます。

〈ポイント〉

①たんぱく質の摂取量を適正にする
- カリウムは、たんぱく質を多く含む肉や魚、乳製品に多く含まれていて、おかずの食べすぎは高カリウム血症につながる。そのため、おかずの量には注意が必要である。

②果物は1日100g以内にする
- 目安は、りんご2分の1個、桃2分の1個、みかん1個程度。ただし、バナナやメロンなど、種類によってとくにカリウム含有量が多いものがあるので、注意が必要である。
- 缶詰めの果物は生の果物よりもカリウムが少なくなっているが、シロップにはカリウムが溶け出しているので飲まない。

③いも類は1日1種類60g程度を目安にする
- じゃがいも、さつまいも、さといも、やまいもなどのいも類は、1日に重ねて摂取しない。重なったときは、茹でこぼしたり、食べる量を調節したりする。
- かぼちゃ、れんこんなども、いもの仲間として考える。

④食事全体のカリウム量を意識した食べ方をする
- カリウムをとくに多く含む食品はできるだけ避けるのが基本。
- 摂取する場合は、少量にするか、ほかのカリウムの多い食品は避けるなど組み合わせに注意する。

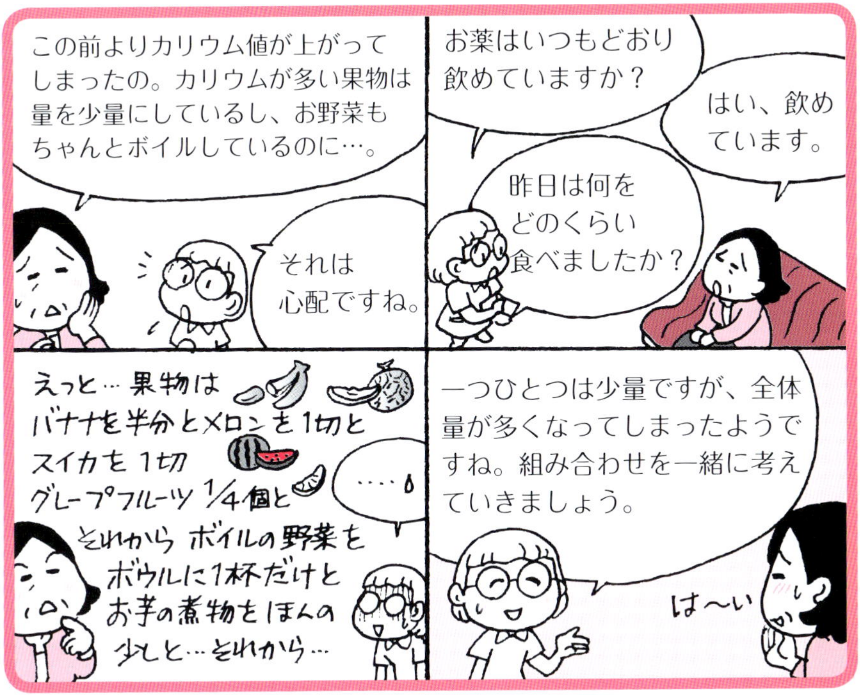

食事全体のカリウム量が大事

含有量が少ない食品でもいくつも摂取すれば摂取量は多くなり、逆に含有量が多い食品でも少量にとどめれば摂取量を少なくすることができます。何をどれだけ食べたのか、全体の食事内容を聞き取って評価することが重要です。

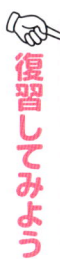

復習してみよう！

Q1 高カリウム血症にはどのような症状がありますか？
A1 脱力、筋力低下、弛緩性麻痺、呼吸筋麻痺による低換気、不整脈、心室細動などがあり、重症の場合は心停止に至ります。

Q2 カリウムはどのような食品に含まれていますか？
A2 動物性食品、豆類、種実類、いも類、野菜類、海藻類、きのこ類、果物類などで、砂糖や植物油などを除いたほぼすべての食品に含まれています。

Q3 野菜のカリウムを減らすための調理法は何ですか？
A3 茹でこぼすこと、流水にさらすことです。そうすることで野菜の細胞内にあるカリウムが外へ流れ出ます。

4 リン制限をするための知識と工夫

小村美紀

なぜリンを制限しなくてはいけないのか

　血液中のリンが増加すると、カルシウムと結合し体のいろいろなところに沈着します。皮膚は乾燥し、激しい痒みに悩まされるようになります。ほかにも、リン酸カルシウムが関節に沈着するために強い痛みを引き起こし、関節の腫脹や変形、運動障害などを招きます。また、血管にもリン酸カルシウムが沈着しやすく、動脈硬化を悪化させて脳出血、心筋梗塞、末梢循環障害による手足の痛みや壊死などを引き起こす原因となります。高リン血症が長びくとやがて副甲状腺機能亢進症となり、増加した副甲状腺ホルモン〔パラソルモン（PTH）〕が骨を溶かすようになります。すると骨から出てくるリンのために血中のリンはますます増加します。このような状態を引き起こさないためにも、患者さん自身がリンの摂取量に気をつけることができるような指導が必要です。

1 リンをコントロールするための食事療法

　透析患者さんのリンの1日摂取量の目安は、たんぱく質(g)×15(mg) 程度とされていますが、食品に添加されているリンは成分として表示されていないので、その分たんぱく質を制限することになります。しかし、たんぱく質は血や筋肉のもととなる重要な栄養素です。摂取したたんぱく質がエネルギー源として使われないように、糖質や脂質で十分なエネルギー量をとる必要があります。

　リンの摂取量は1日800～1,000mg以下を目標にします〔p.14 表1 参照〕。リンの摂取量を制限するにはたんぱく質をとりすぎないようにし、たんぱく質以外の栄養素でエネルギーを十分に確保します。

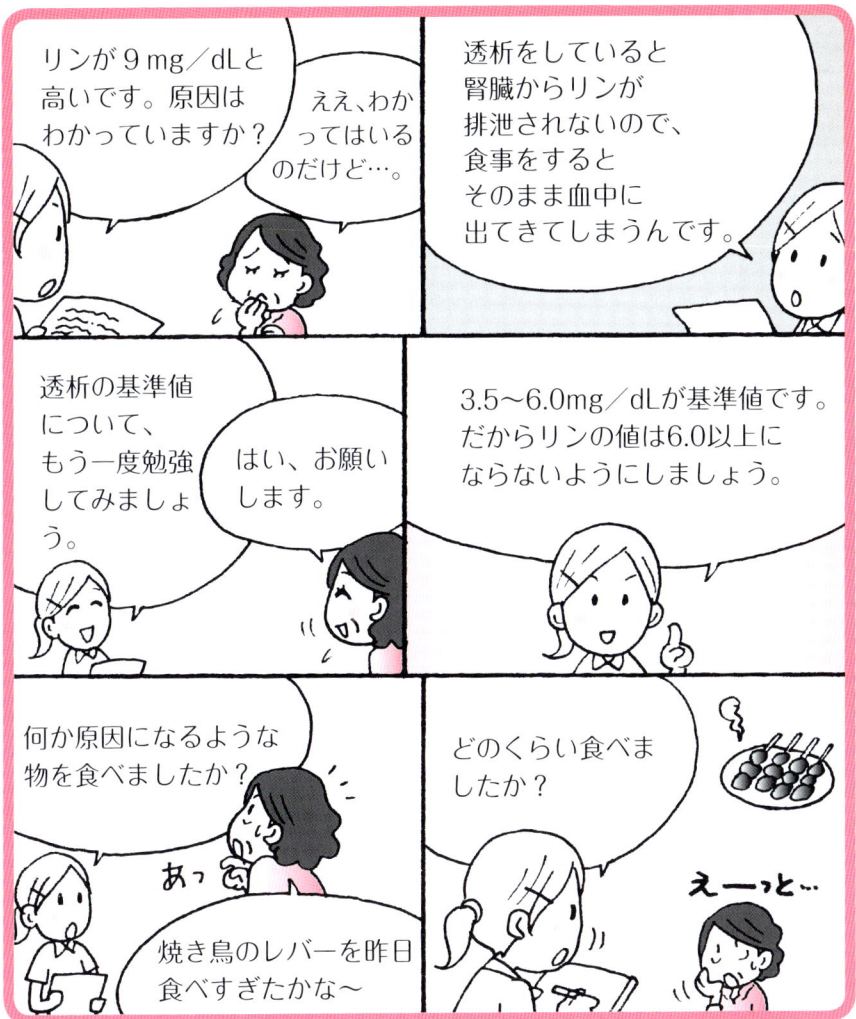

責めるような聞き方は逆効果！　理解できる言葉で何度でも伝える

　患者さんにもプライドがあるので、話し方によっては気分を害します。何度も伝えた事柄でもやさしい口調で伝え、食べすぎたときも責めたりせずに量や内容を聞き取るように心がけましょう。本人の生活パターンを理解しながら話を聞き、できそうなことを見つけてアドバイスするとよいでしょう。

食品中のリンについて

　リンの含有量の高い食品は同時にたんぱく質の含有量も高くなります。肉類、魚介類、卵、大豆・大豆製品、牛乳・乳製品などのたんぱく質を多く含む食品の摂取に気をつけなければなりませんが、カップラーメンや加工食品の摂取にも注意が必要です。これらの食品をとりすぎないためには低リン特殊食品を利用するのも一つの方法です。また、食事からのリンの吸収を少なくするためには、たんぱく質を制限するとともにリン吸着薬を服用することも必要です。

　食品中の含有量（エネルギー、カルシウム、リン、たんぱく質）を表1に示します。

1 リンの上手なとり方

　肉類・魚類・卵類・豆類などにはリンが多く含まれていますが、同時に身体をつくるために必要な良質のたんぱく質も多く含んでいます。上手にリンを摂取する方法を指導しましょう。

①リンの含有量の多い食品をとりすぎない
- 乳製品、小魚、缶詰めなどのリン／たんぱく質比の高い食品を多くとらない。
- 練り製品などの加工食品やインスタント食品、コーラなどの清涼飲料水にはリン酸化合物が添加されていて、食品中のリンよりも容易に吸収されるのでできるだけ摂取を控える。

②料理の方法を工夫して食事中のリンを減らす
- 精白米ではおおよそ25％、野菜の葉茎類では茹でこぼすと11％、水でさらすと8％減らすことが可能。

③リン含有量を調節した食品を利用する

表1 食品中のたんぱく質およびリンの含有量

食品名	目安量(g)	エネルギー(kcal)	たんぱく質(g)	リン(mg)	カルシウム(mg)
ご飯（精白米）	180	302	4.5	61.2	5
うどん（茹で）	200	210	5.2	36	12
そば（茹で）	200	264	9.6	160	18
もち	100	235	4.2	78	7
生さんま	90	279	16.7	162	29
さんま（缶詰）	100	268	18.9	350	280
生あじ	100	121	20.7	230	27
あじの開き	100	168	20.2	220	36
まぐろ赤身	100	106	24.3	290	5
ししゃも	40	66	8.4	172	132
しらす干し	5	10	2	43	26
牛もも肉	100	187	20.5	180	4
豚もも肉	100	148	21.5	210	4
豚レバー	100	128	11.8	340	5
鶏肉（皮なし胸肉）	100	121	24.4	150	5
鶏卵	50	76	6.2	90	27
納豆	50	100	8.3	95	45
絹豆腐	100	56	4.9	81	43
牛乳	200cc	134	6.6	186	220
ヨーグルト	100	62	3.6	100	120
プロセスチーズ	25	85	5.7	183	158
カステラ	100	319	6.2	96	29
プリン	100	126	5.5	110	81
チョコレート	100	558	6.9	240	240
即席ラーメン	100	445	10.1	110	430

（文献1を参考に作成）

基礎編

4 リン制限をするための知識と工夫

> 〈ポイント（リン含有量の比較）〉
> 食品を替えただけでも上手にリンを減らすことができる。
> - 牛乳と豆乳
>   牛乳（200mL）：186mg ⟶ 豆乳（200mL）：リン98mg
> - 豆腐とがんもどき
>   絹豆腐（100g）：81mg ⟶ ひと口がんも1個（25g）：50mg
> - そばとうどん
>   そば1玉（200g）：160mg ⟶ うどん1玉（200g）：36mg

2 リンの摂取を制限しすぎると

　透析患者さんの栄養障害は、いろいろな要因がありますが、主にエネルギー、たんぱく質の摂取量の低下が考えられます。リンを制限しすぎると、たんぱく質不足になり、栄養障害を引き起こしてしまいます。栄養障害を判断するには、身体計測、生化学検査のほか、食事調査などを行い、それらの結果を総合的に検討する必要があります。

食事指導のポイント

1 たんぱく質とリンの摂取量（表2）

　必要なエネルギー量、たんぱく質量を満たしているのか、良質なたんぱく質がとれているかなどを把握する必要があります。ただ、たんぱく質を摂取しすぎるとリンも摂取しすぎてしまうので注意を促す必要があります。また、いろいろな栄養補助食品も出ているので紹介しましょう。

2 バランスのよい食事摂取量の例（身長160cm、体重56kgの場合）

- エネルギー：1,800kcal／日
- たんぱく質：56〜67g／日

- カリウム：2,000mg／日
- リン：840〜1,005mg／日
- 塩分：6g未満／日

表2 たんぱく質とリンの適切な摂取量

身長（cm）	標準体重（kg）	たんぱく質摂取量（kcal／kg／日）	リン摂取量（mg／日）
150	50	50〜60	750〜900
155	53	53〜64	795〜960
160	56	56〜67	840〜1,005
165	60	60〜72	900〜1,008
170	64	64〜77	960〜1,155

標準体重：身長(m)×身長(m)×22（小数点以下四捨五入）

表3 バランスのよい献立例

	朝食	昼食	夕食
献立	・ごはん ・湯豆腐 ・じゃがいもの煮物 ・果物	・ごはん ・きのこのハッシュドビーフ ・フレンチサラダ	・ごはん ・鯖の塩焼き ・チンゲン菜の炒め物 ・さつま芋の甘煮
エネルギー（kcal）	505	799	523
たんぱく質（g）	23.2	15.9	19.3
食塩（g）	1.2	2.3	1.5
カリウム（mg）	797	536	586
リン（mg）	329	216	258

引用・参考文献
1) 香川芳子監修. 五訂増補食品成分表2012. 女子栄養大学出版部, 2011, 594p.
2) 森山幸枝. "リンの上手な摂り方". 食事指導で合併症を予防する！. 透析ケア. 15 (1), 2009, 22-3.
3) 高市憲明. 透析患者の低リン血症の話題. 腎と透析. 69 (2), 2010, 213-6.

復習してみよう！

Q1 リンの値はなぜ高くなるのでしょうか？
A1 たんぱく質の摂取量が多くなるとリンの摂取量も多くなります。透析患者さんではリンが排泄されにくく、蓄積してしまうからです。

Q2 リンを下げるにはどうすればよいでしょうか？
A2 食事療法と週3回の透析だけではリンの値を下げることは難しいので、リンを下げる薬が必要になります。日本腎臓学会の腎臓病のガイドラインでは、血清リン濃度の目標値を3.5〜6.0mg／dLに設定しています。

Q3 リンの高い状態が続くとどうなるのでしょうか？
A3 二次性副甲状腺亢進症の原因となります。また、骨以外の場所に石灰化を起こし、血管系疾患を引き起こす原因にもなります。

Q4 どんな食品にリンは多く含まれていますか？
A4 肉類、魚類、卵類、豆類などに多く含まれています。そのほかにも肉・魚の加工食品、インスタント食品に多く含まれています。

Q5 どのようなことに注意して食事をすればよいでしょうか？
A5 1日のたんぱく質摂取量を目安に料理の仕方を工夫します。リンを制限しすぎると栄養障害を引き起こすことにつながるので注意が必要です。

食事療法を主体的に実践してもらう工夫①

透析勉強会（患者勉強会）

　東葛クリニック病院には、約30年（隔月で年6回開催）続いている「腎愛会」という保存期腎不全患者さんの勉強会があります。平成18（2006）年から対象を当院の外来患者さんのほか、地域の開業医や他院に通院している腎機能が低下した患者さんにも門戸を広げて実施しています。

　透析患者さんには、腎臓患者の会である腎友会が企画する勉強会のほか、松圓会として透析勉強会を年1回実施してきました。

　平成21（2009）年からは、本院1箇所での開催では、遠方の患者さんが十分に勉強できる機会が確保できないという理由から、本院のある松戸市を中心に、千葉県内や東京都内にある6箇所の関連透析施設それぞれで行っています。

　当初は、すべてのサテライト会場とも同じ内容で開催していましたが、平成23（2011）年からは、コラム2（p.60）で紹介するCKDメディカルサポートプロジェクト内に、本院隊・サテライト隊を結成し、サテライト隊のメンバーで、共通講義を一つ行うほかは、おのおののサテライトの特色を出した勉強会を企画・開催することとなっています。講師は院内各部署から選抜し、看護師・臨床工学技士に限らず、医師、管理栄養士、薬剤師、臨床検査技師、超音波検査士など多彩な顔ぶれです。

　参加した患者さんからは、日常の透析室とは違う職員の姿に触れて親近感がわいたとか、導入したときに勉強した事柄で忘れていたことや変わってきている内容など、治療に対する知識が深まったなどの好評を得ています。

髙﨑美幸

5 エネルギーとたんぱく質のとり方

柴田寛美

　透析療法を無理なく、長時間良好に行うポイントは、自分の体に合った栄養補給を続けていくことです。透析患者さんが1日に摂取すべきエネルギーとたんぱく質の量はどのくらいでしょうか？

適切なエネルギー量（必要摂取エネルギー量）

　適切なエネルギー量は、「(27〜39kcal)×標準体重(kg)」で算出します。「27〜39kcal」と幅があるのは、患者さんの年齢や性別、生活活動レベルに応じて増減するからです。次に例を示します。なお、標準体重（kg）は、身長(m)×身長(m)×22で計算します。

> 例）身長158cm、生活活動レベルⅡ（普通：家事や買い物）の60歳代女性の場合
> 　標準体重は、1.58×1.58×22≒55で、55kgとなります。
> 　必要摂取エネルギー量は、36(kcal)×55(標準体重kg)≒2,000(kcal)[1]により、2,000kcalとなります。

　透析食では総エネルギー量のうち約50〜55％を炭水化物によってとることが大切です。このため、主食となるご飯、パンなどの穀類や油脂類をしっかりと摂取してエネルギーを確保します。摂取エネルギーが不足すると、体力の低下、免疫力の低下、貧血、食欲不振などを招いたり、たんぱく質が壊されて筋肉の量が減ってしまったりするので注意が必要です。

1 炭水化物

　炭水化物は①穀類、②いも類、③糖類に分類されます。

①穀類（原料が米、小麦などから作られるご飯、もち、パン、うどんやパスタなどの麺類。主に主食になる食品）

エネルギーを確保するためには主食をしっかりとることが大切です（表1）。汁の多い麺類（うどん、そば、ラーメンなど）は塩分が多く、麺がつゆやスープを吸ってしまうので、水分量にも注意が必要です。摂取した水分量による体重の増加が多いときは、パンやもちなどの水分の少ない食品を選ぶとよいでしょう。

表1 主食のエネルギー量の例

ご飯（精白米）	150g	252kcal
もち	50g（切りもち1個）	118kcal
パン（食パン）	60g（6枚切り1枚）	158kcal
うどん（茹で）	200g（1玉）	210kcal

（文献2より抜粋）

②いも類（じゃがいも、さつまいも、さといもなど）

いも類は、含まれるカリウム量が多いので1日当たり80〜100g程度にとどめ、必ず茹でこぼしてから調理します。また、茹でこぼすことのできない焼きいも（100g当たり540mg）[2]やポテトチップス（100g当たり1,200mg）[2]などはカリウム量が多いので注意が必要です。

③糖類（砂糖、はちみつ、飴など）

1日当たり30〜40gを目安とし、糖尿病透析の患者さんは血糖コントロールに影響するので、とりすぎには注意が必要です。

2 油脂類

油脂類にはサラダ油などの植物性油脂、ラード、バターなどの動物性油脂、マーガリン類や加工油脂などがあります。サラダ油は1g当たり9kcalのエネルギー量があり、少量で効率的にエネルギーが摂取できます。したがって、揚げ物や炒め物で効率的にとると

よいでしょう。また、バターなどの動物性の油脂類は動脈硬化を進展させる危険があるので大量の摂取は控え、風味づけなどに少ない量で利用するとよいでしょう。

適切なたんぱく質の量

必要量以上のたんぱく質をとると血液中の尿毒素やリンが増加し、腎臓だけでなく、ほかの臓器の働きを妨げることになるので注意が必要です。また、不足すると栄養障害を起こすおそれがあるため、控えすぎもよくありません。

ステージ5D（血液透析週3回）の患者さんの適切なたんぱく質量は「(1.0～1.2)×標準体重(kg)」で算出します。

> 例）標準体重60.0kgの透析患者さんの場合
> 　　1.1(g)×55(標準体重kg)＝60g[1)]

たんぱく質の摂取量が60gの場合、主食に含まれるたんぱく質量を除くと、摂取できるたんぱく質源の食品量は表2のようになります。

表2　1日に摂取できるたんぱく質源の食品目安量

肉類（牛、豚、鶏）	60g
魚類（あじ、さけなど）	60g
卵（鶏卵）	50g
大豆製品（豆腐など）	50g
乳製品（牛乳、ヨーグルトなど）	30g

これらすべてのたんぱく質源食品を必ず毎日とる必要はありません。たとえば、患者さんが利用している献立集などを利用して、鶏もも肉60g（たんぱく質量9.7g）を豆腐（木綿）150g（たんぱく質量9.9g）へと交換するなど、たんぱく質が同等量となるような食品

へと交換することができます。このようにしてさまざまな食材を利用し、毎日の食事がワンパターンにならないように工夫するとよいでしょう。表3に食品のたんぱく質含有量の例を示します。

表3 食品のたんぱく質量の例（100g当たり）

あじ	20.7g	いわし	19.8g
うなぎ	17.1g	さけ（しろさけ）	22.3g
さば	20.7g	たら（まだら）	17.6g
まぐろ（赤身）	26.4g	まぐろ（とろ）	20.1g
かき（水煮）	9.5g	くるまえび（生）	21.6g
ずわいがに（生）	13.9g	するめいか	18.1g
牛もも肉（脂身つき）	18.9g	牛ヒレ肉（赤身）	19.1g
豚ロース肉（脂身つき）	19.3g	豚ヒレ肉（赤身）	22.8g
豚もも肉（脂身つき）	20.5g	豚ばら肉	14.2g
鶏むね肉（皮つき）	19.5g	鶏もも肉（皮つき）	17.3g
鶏卵（50g・1個）	6.2g	大豆（茹で）	16.0g
豆腐（木綿）	6.6g	豆腐（絹ごし）	4.9g
生揚げ	10.7g	納豆（50g）	8.3g

（文献2より抜粋）

例）おかず（肉や魚などのたんぱく質源）が少なくて決められた量のご飯が食べられないときの対処方法

①おかずとの割合が合わずにご飯がすすまない場合
- おかずになるたんぱく質源の調理法を変えてみるとよいでしょう。衣をつけて揚げ物にしたり、揚げてからあんかけにしたりすると衣に味がつきやすく、エネルギーも効率よくとれます。
- 低塩分のふりかけを利用するのもいいでしょう。特殊食品では1袋（3g）当たり食塩相当量0.1〜0.3gの商品もあり、これらを食事に加えても問題はありません。

②指示栄養量のご飯の量が多くて食べられない場合
- 無理せず食べられる量を摂取します。ただし、エネルギーが不足しないように間食などで補うようにします。
- 間食はリンの摂取が過剰にならいないように乳製品やナッツ類を利用したものは控え、和菓子や煎餅類などを選ぶとよいでしょう。また、特殊食品でたんぱく質やリンの量を抑えたクッキーやゼリーなどもあるので利用するのも一つの方法です。

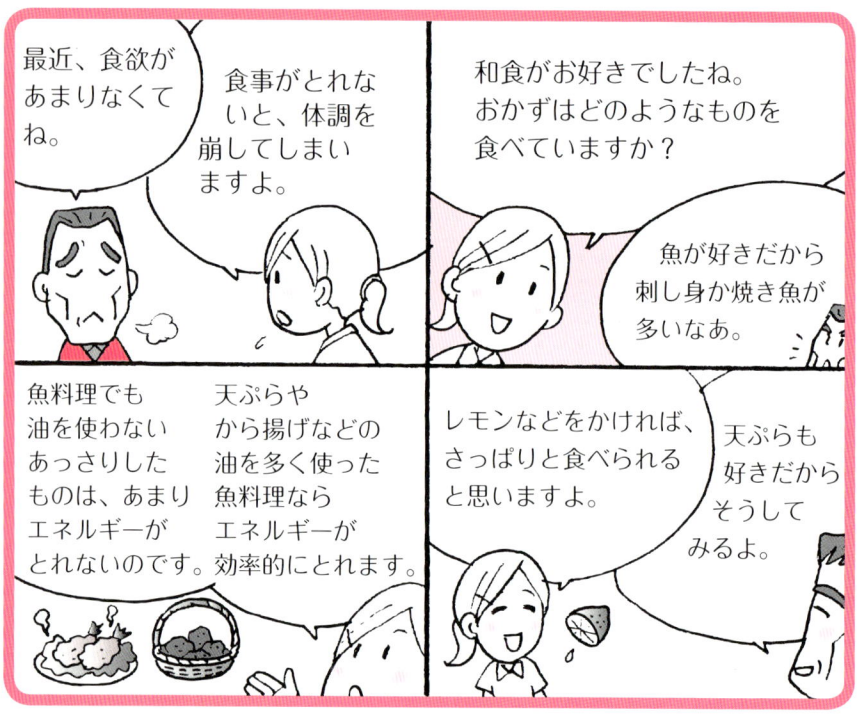

最近、食欲があまりなくてね。

食事がとれないと、体調を崩してしまいますよ。

和食がお好きでしたね。おかずはどのようなものを食べていますか？

魚が好きだから刺し身か焼き魚が多いなあ。

魚料理でも油を使わないあっさりしたものは、あまりエネルギーがとれないのです。

天ぷらやから揚げなどの油を多く使った魚料理ならエネルギーが効率的にとれます。

レモンなどをかければ、さっぱりと食べられると思いますよ。

天ぷらも好きだからそうしてみるよ。

エネルギーを効率的に摂取する方法

患者さんの嗜好にそって調理法を提案しましょう。献立集などに載っている料理を紹介しても長続きせず、結局は好きなものを食べてしまうことになるので、患者さんの嗜好を最優先に考えます。

引用・参考文献
1) 日本腎臓学会食事療法ガイドライン改訂委員会. 慢性腎臓病に対する食事療法基準2007年版. 日本腎臓学会誌. 49（8），2007, 871-8.
2) 香川芳子監修. 食品成分表2012. 女子栄養大学出版部, 2012, 594p.

復習してみよう！

Q1 透析患者さんは1日の必要摂取エネルギーのうちどのくらいの割合で炭水化物をとるとよいでしょうか？

A1 50～55%です。炭水化物のなかでも、主食となるご飯やパン、麺類でとることが望ましいです。

Q2 油脂類をとるときに、サラダ油とバターは同じように使ってもよいでしょうか？

A2 サラダ油は揚げ物や炒め物に利用しても構わないのですが、バターなどの動物性油脂は、動脈硬化を進展させる危険があるので多量摂取は控え、料理の風味づけなどに利用するとよいでしょう。

Q3 たんぱく質をとりすぎるとどうなりますか？ 逆に控えすぎた場合はどうでしょうか？

A3 たんぱく質はとりすぎると、血液中の尿毒素やリンが増加し、腎臓だけでなくほかの臓器の働きを妨げます。また、不足すると栄養障害を起こすおそれがあるので、控えすぎもよくありません。適切な量を摂取することが望ましいです。

Q4 エネルギーが不足しているときはどのようにしたらよいでしょうか？

A4 主食となるご飯やパンの摂取量が確保されているかを確認します。不足しているようなら、油脂類と砂糖類を利用して、エネルギーを補充します。揚げ物や炒め物（肉野菜炒めや砂糖を加えたバターソテーなど）で効率よくとるとよいでしょう。

Q5 いも類はどのくらい食べてよいのでしょうか？

A5 含まれるカリウム量が多いので、1日80～100g程度にとどめます。食べやすい大きさに切って、水から火にかけ、茹でて、さらに水にさらす（茹でこぼし）と、カリウムを10～40%程度減らすことができます。

6 検査データから何をチェックすべきか

内薗那穂子

定期検査における指導のための基礎知識

　透析患者さんの血液検査は2週間に1回、血算・凝固・血液生化学（腎機能、肝機能）、感染症などが定期採血の検査項目にあげられています。

1 ナトリウム（Na）・クロール（Cl）・カリウム（K）

　血清ナトリウム濃度は水とナトリウムの相対的関係で決まります。透析患者さんの場合、水分の過剰摂取により透析前に希釈性の低ナトリウム血症を引き起こし、透析後に補正される場合が多くあります。このため血清ナトリウム濃度の結果が低く出ている場合には、体重増加量・除水量・心胸比（CTR）とともに水分代謝を推測する重要な検査項目です。

　クロールはナトリウム同様、水分過剰により軽度の希釈性低クロール血症が多くみられます。また、透析患者さんでは腎臓による重炭酸イオンの排泄が行えないため、アルカリ化剤を過剰摂取すると代謝性アルカローシスになるため注意が必要です。高クロール血症が存在するときは、透析不足もしくはセベラマー塩酸塩の投与による代謝性アシドーシスを疑う必要があります。

　カリウムでとくに注意が必要なのは高カリウム血症で、たんに摂取過剰のみにとどまらず異化亢進に伴うアシドーシス、腸管出血などの合併症も発症していると考えられます。含有量の多い食品を控えるように指導するだけでなく、現状を確認することも重要です。低カリウム血症は食事摂取量不良の指標となり、ジギタリスなどの併用薬剤の有害事象を進展させることから注意が必要です。

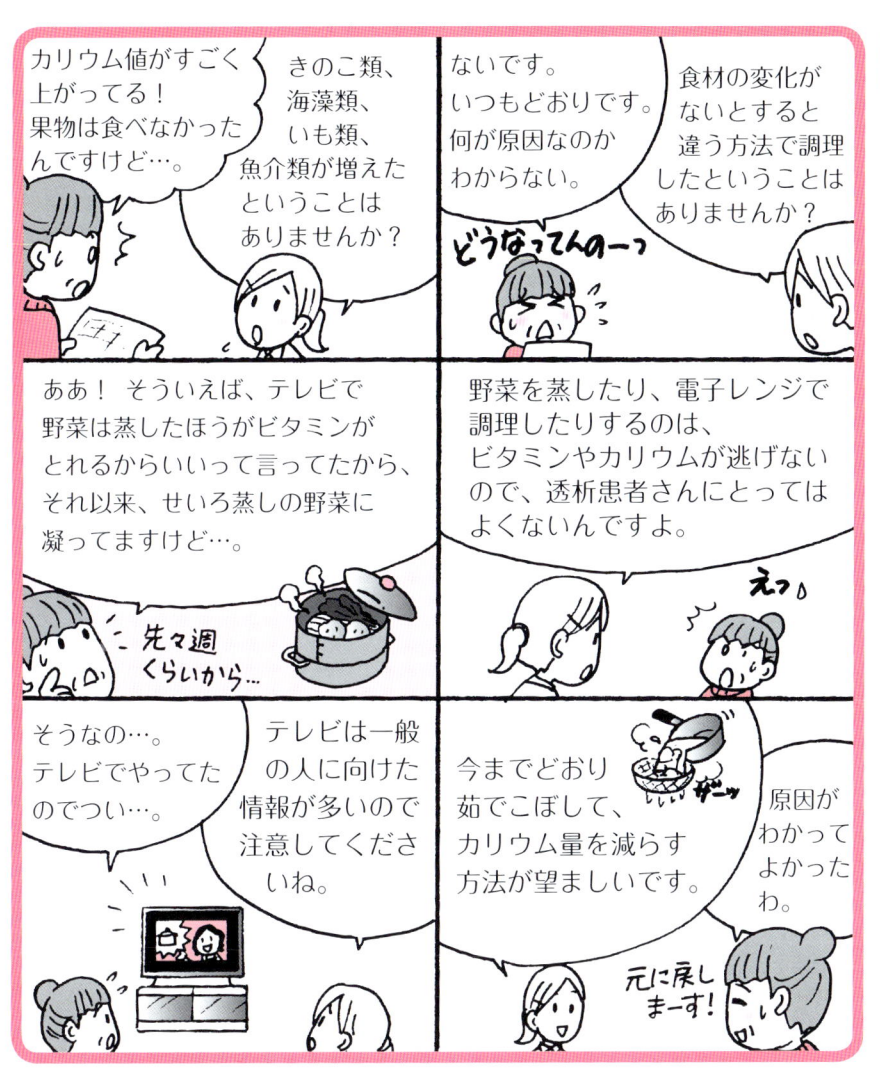

調理法でのカリウムコントロール

透析患者さんは健康に注意する気持ちが一般の人より強い分、よいといわれるものをすぐ試してみる人が多く見受けられます。サプリメントや調理法などに関しても適宜指導して注意を促す必要があります。

2 アルブミン（Alb）

　血清アルブミン値は一般的に栄養状態を評価する基準の一つとして使用されます。しかし、透析患者さんでは血清ナトリウム濃度と同様に血液の濃縮あるいは希釈の状態を反映します。透析後は透析前の値と比べて除水による濃縮の影響を考慮する必要があります。栄養状態をみる場合はコレステロールやトランスフェリン、プレアルブミンなどの値を併用して評価する必要があります。

3 血中尿素窒素（BUN）／血清クレアチニン（Cr）比

　尿素窒素の値は基本的には尿素の生成（食事たんぱく摂取量、体たんぱく異化）と排泄（腎機能）のバランスで決まります。尿素窒素は食事（たんぱく摂取量）、肝機能、たんぱく異化、体液の状態、腎血流などの影響を大きく受けます。そのため、血清クレアチニンなどほかの腎機能指標と比較して著しく高値である場合、腎障害以外の異常が疑われます。

　この評価としては尿素窒素／血清クレアチニン比を用います。一般的に尿素窒素／血清クレアチニン比は10前後です。基準値より数値が上昇している場合、高たんぱく質食、消化管出血、たんぱく異化亢進などによる窒素負荷の増大が原因として考えられます。さらに下痢・嘔吐や過度の発汗などによる脱水に伴う循環血液量の急激な減少でも上昇することがあります。これは脱水に伴う尿細管内の尿素濃度の上昇と抗利尿ホルモンによる再吸収亢進によるものとされます。逆に値が10より小さい場合、低たんぱく質食による食事療法施行時や強制利尿時にみられます。

　さらに透析療法では尿素の除去率がクレアチニン値に勝ることにより低下することもあります。そのため血液検査の結果に基づいて患者さんに現状や食事内容を確認する際は、前もってきちんと検査結果を把握しておくことが大切です。

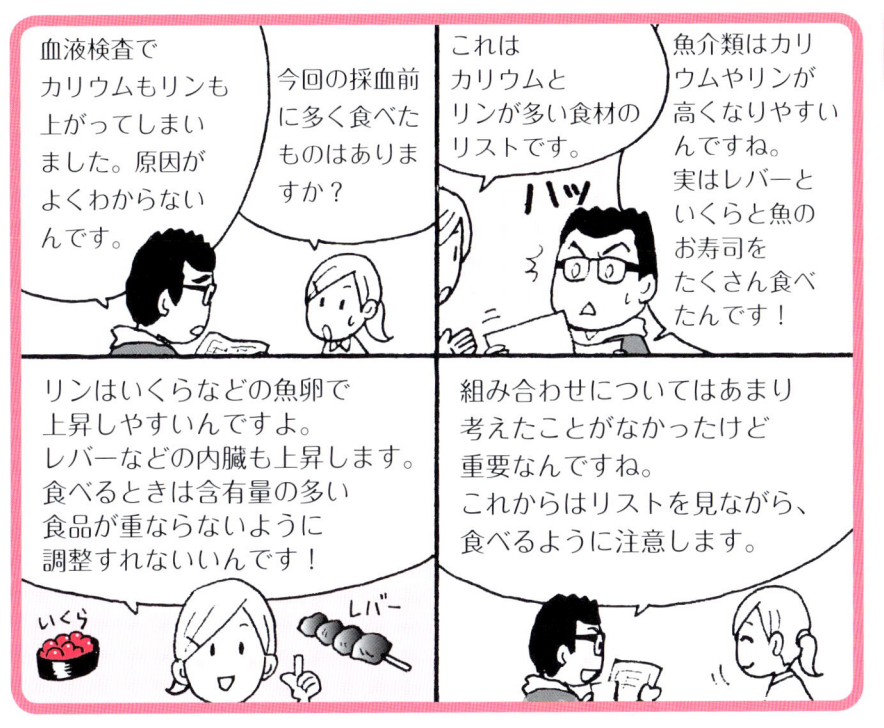

食材選びの注意点は検査結果から…

血液検査の結果を用いて食事内容を思い出すことにより、本人の食事管理に対する関心も強くなります。さらにリストを提示することで、次回に向け患者さん自身がリストを利用して自己管理をするきっかけにもなります。

応用して考えよう（検査値が正常範囲であれば問題はない？）

2週間に1回実施される定期採血では多くの場合、結果は基準値や注意すべき項目に印が付いた状態で患者さんに返却されます。患者さんが注目するのは印の付けられた項目であることが多いのですが、はたしてその部分だけが問題なのでしょうか？

たとえば、血清カルシウム濃度が9.8mg／dLだった場合に、これ

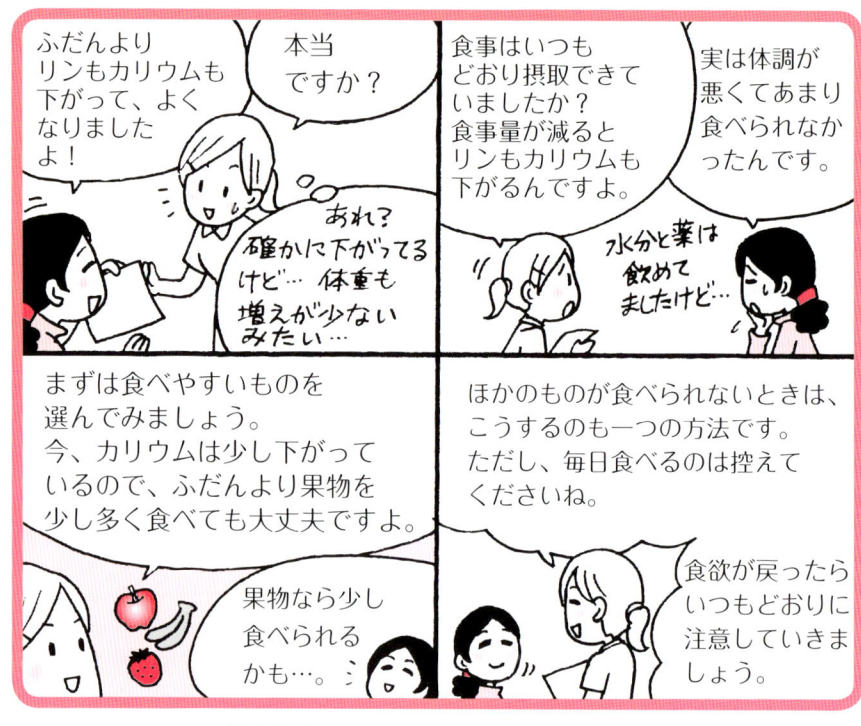

血液検査の結果から摂取量を推測する

体重の増加、カリウム・リンあるいは尿素窒素などの低下は、たんぱく質の摂取量の低下をはじめ、食事摂取量低下のサインでもあります。基準値の範囲内であってもトータルでみるようにしましょう。

は正常と考えられるでしょうか。もしこの患者さんが低アルブミン血症（2.3mg／dL）を合併している場合にはイオン化カルシウムを反映する必要があり、補正カルシウム濃度＝9.8＋（4－2.3）＝11.5mg／dLとなり、実は高カルシウム血症を呈していることになります。透析患者さんにおいてはとくに関連する副甲状腺ホルモン〔パラソルモン（PTH）〕の分泌にも影響してくるため、インタクトPTH（I-PTH）濃度（pg／mL）が基準値内か、基準値内であっても正常か

の判断も必要となります。透析患者さんでは基準値の範囲内にあったとしても水分の過剰摂取あるいは脱水などにより、異常である可能性も高いため、1つの項目だけではなく結果をトータルでみて指導につなげることが大切です。

参考文献
1) 日本腎臓学会編. CKD診療ガイド2012. 東京医学社, 2012, 87-8.
2) 前田益孝. システマティック腎臓栄養学. 南江堂, 2012, 57-8.
3) 黒川清. 透析患者の検査値の読み方. 日本メディカルセンター, 2007, 15-6, 18, 46-7, 51-3, 61-9.

復習してみよう！

Q1 透析患者さんでのナトリウム血症の原因として何が考えられますか？
A1 水分の過剰摂取により希釈性の低ナトリウム血症を起こしたと考えられます。透析後には補正される場合が多いですが、体重増加量・除水量・心胸比とともに水分代謝を推測することができます。

Q2 高カリウム血症時、たんにカリウムの摂取過剰以外の原因として何が考えられますか？
A2 異化亢進に伴うアシドーシス、腸管出血などの合併症なども考えられます。

Q3 尿素窒素／血清クレアチニン比が10以上を呈している原因として何が考えられますか？
A3 高たんぱく質食、消化管出血、たんぱく異化亢進などによる窒素負荷の増大が原因として考えられます。

Q4 結果がすべて基準値内である場合、どういったことに注意が必要ですか？
A4 水分の過剰摂取あるいは脱水による影響を受けている場合もあるため、血算・電解質などをトータルでみて本当に正しいか判断する必要があります。また、血清カルシウム濃度に関しては低アルブミン血症により数値が変動するため、補正カルシウムを算出して判断する必要があります。

7 低栄養に関する知識と工夫

小川晴久

　透析患者さんはさまざまな原因で低栄養になりやすく、栄養状態の改善を行うには原因を知ることが大事です。低栄養を改善することで、死亡リスクの改善だけでなく、日常生活動作（ADL）の低下、生活の質（QOL）の低下を防ぐことができます。患者さんに栄養評価を行うことで低栄養を早い段階で見つけ、食欲低下の原因を探り、患者さんに合った栄養改善のアプローチをしましょう。

〈低栄養（エネルギー・たんぱく質不足）改善のために知っておくべきポイント〉
- 低栄養になることで「筋肉量の低下→アルブミン（Alb）の低下→免疫能低下→傷の治癒の遅延→臓器障害→死」につながる。
- 患者さんの低栄養を見つけるには、いくつかの栄養評価法を使うことで、早期に把握することができる。
- 低栄養時に必要な栄養量と対応方法を理解し栄養療法を行うことで、栄養状態の改善につながる。

透析患者が低栄養になりやすい6つの原因

　透析患者さんの4分の1～3分の1は、低栄養をもっているといわれており、次のような原因が考えられます。

1 透析治療中のアミノ酸などの喪失
　透析液の排液に分子量の小さいアミノ酸などの栄養素が漏出します。アミノ酸の漏出を防ぐには、ダイアライザの膜面積を小さくしアミノ酸を抜けにくくする方法があります。

2 食事コントロールによるエネルギー不足、微量元素の欠乏
　ふだんから日常的に食塩、カリウム、リンの摂取コントロールが

求められるため、食事の摂取量が少なくなりがちです。またビタミンやミネラルが不足しやすく、亜鉛（Zn）の慢性的な不足による味覚障害が生じ、食事量の低下につながることがあります。

3 透析の合併症に関連する消化器機能の低下と食欲低下

透析歴が長くなるにつれ、血管に負担がかかってさまざまな合併症が誘発されます。血管の異所性石灰化や動脈硬化により腹部の血管の虚血が生じ、消化器症状が起こりやすく食欲低下につながります。また、食物繊維の摂取不足や水分のコントロール、服用などに伴って便秘が生じやすくなり、腹部膨満が食欲低下につながります。

4 加齢による活動レベル・摂食嚥下機能の低下

透析患者さんの高齢化に伴い、加齢による筋力低下（サルコペニア）が生じ、活動レベルの低下、筋力低下に伴う摂食嚥下障害が、低栄養につながります。また透析患者さんは、脳梗塞や脳出血のリスクが高く、神経障害による嚥下障害を生じる場合もあります。

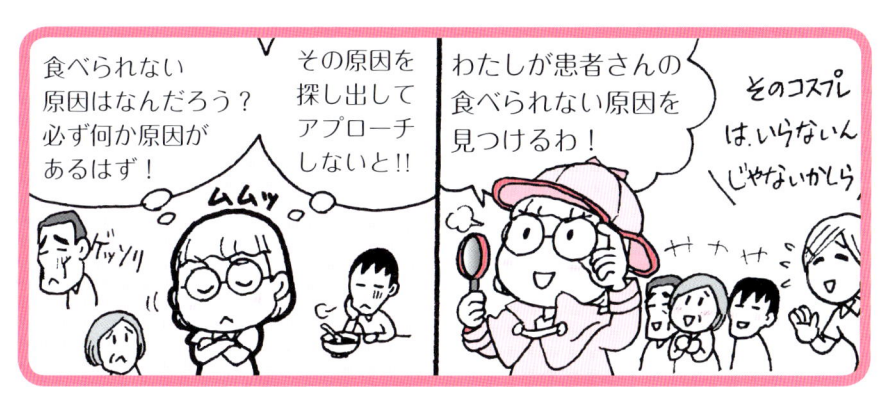

低栄養には必ず原因がある

低栄養を改善するヒントが、どこに隠されているかなかなかわかりにくいものです。患者さんの言葉に耳を傾けたり、症状をよく観察したり、スタッフの意見を集めたりするなど、どんな些細なことでも情報収集を行いましょう。

5 薬による副作用

さまざまな合併症を防ぐために薬を飲むことが多いので、それだけでもお腹が膨れます。適正な薬の量を見極め、注意して使用量をコントロールすることが必要です。またカリウムやリンをコントロールする薬は、嘔気や便秘などの消化器症状を引き起こす原因にもなります。

6 さまざまな生活背景

まずは、患者さんに合った食事内容を準備することのできる環境整備が必要です。環境整備が不十分だと低栄養につながります。

低栄養の状態が続くとどうなる？

生体活動に必要なエネルギーが足りない場合、体を構成している筋肉や脂肪を分解してエネルギーを得る"異化"が生じ、除脂肪体重（体脂肪を除いた筋肉や骨、内臓などの総量）の減少がみられるようになります（図1）。

まずエネルギーが不足すると、筋肉の量が減少して、その後アル

図1 除脂肪体重（lean body mass：LBM）の減少とNitrogen Death（窒息死）の関係

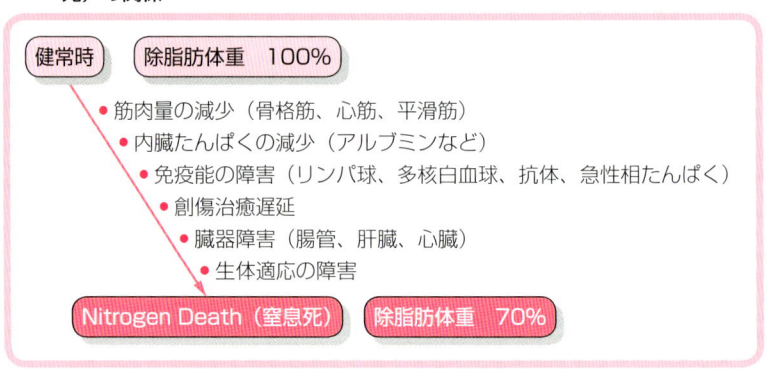

健常時　除脂肪体重　100%
- 筋肉量の減少（骨格筋、心筋、平滑筋）
- 内臓たんぱくの減少（アルブミンなど）
- 免疫能の障害（リンパ球、多核白血球、抗体、急性相たんぱく）
- 創傷治癒遅延
- 臓器障害（腸管、肝臓、心臓）
- 生体適応の障害

Nitrogen Death（窒息死）　除脂肪体重　70%

（文献1より一部改変）

ブミン（Alb）などの内臓たんぱく質の減少につながります。よく栄養指標の1つとしてAlbが用いられるのはこの理由からです。Albの低下がみられた場合、図1の矢印の方向に進行していることが考えられます。そしてそのまま栄養量が確保できずに、低栄養が進行すると免疫機能に障害がでます。透析患者さんは、皮膚のバリアー機能が弱く感染や合併症が生じやすいため、感染のリスクが高まります。シャントの手術の傷の治りも悪くなるため、最終的には呼吸不全・心不全・肝不全などの臓器障害に進行し、死に至ります。

低アルブミン血症や低体重による体格指数（BMI）の低下が、死亡と関係する危険因子である[2,3]ということは、図1の流れをみると明らかです。

除脂肪体重の減少は死期を早めるため、減少させずに維持し、若いころの体重や理想体重に近づけることが重要です。次に筋肉量や体脂肪量の評価方法を示します。

1 生体電気インピーダンス（BIA）法

体組織の電気伝導の差を利用して、身体構成を予測する方法で、体脂肪を測定できる体重計の高性能版といえます。この方法で体内の水分量、筋肉量、体脂肪量などを算出でき、精度も高く有用です。

2 身体計測（AC、TSF、AMC）

機械を使わず筋肉量や体脂肪量を評価するには、上腕の周囲長（AC）や上腕三頭筋皮下脂肪厚（TSF）を測定する方法があります。

利き腕の反対のACを測ることで筋たんぱく質の消耗の程度を把握でき、TSFによりエネルギーの貯蓄率の変化、また上腕筋肉周囲（AMC）により骨格筋量の評価ができます。AMCは、AC・TSFを用いて次の式で算出することができます。

$$AMC(cm) = AC(cm) - 0.314 \times TSF(mm)$$ [4]

低栄養状態の主な評価方法

1 身体計測（体重の減少、AC・TSF・AMCの減少）

　低栄養が進行すると体重の減少につながります。通常時体重（UBW）よりドライウエイト（DW）が、6カ月で10％以上、3カ月で7.5％、1カ月で5％、1週間で2％の減少がみられる場合は栄養障害の可能性があります。また、AC・TSF・AMCの経時的な減少も低栄養につながっていきます。ACの低下にはたんぱく質摂取量の評価、TSFの低下にはエネルギー摂取量の評価、AMCの低下にはエネルギー・たんぱく質の摂取量の評価が必要となります[4]。

　なおACとTSFは、浮腫の有無による影響も考慮して測定することが必要です。

2 栄養スクリーニング法

　特別な機材や検査を必要とせず、安価で簡便、有用な方法です。

①SGA（主観的包括的評価法）[5]

　問診と理学的所見を基に主観的評価を行い、栄養状態の良否、軽度・中等度・高度の栄養障害について判定します。

- 問診：年齢、性別、身長・体重・体重量の変化（過去6カ月のDWの変化量）、食事摂取状況の変化、消化器症状、ADLの強度、疾患および栄養必要量との関係など
- 理学的所見：AC・TSFの減少、低栄養に起因した浮腫の有無（踝・仙骨部、腹水）、毛髪の状態など

②GNRI[6]

　SGAの欠点は、主観的評価が中心であるため、評価するスタッフや評価時期により測定結果に差が生じることがあります。一方GNRIは、体重測定やAlbの客観的なデータのみを使う方法です。

> GNRI＝1.489×血清アルブミン値（g／dL）×10＋41.7×体重
> 　　　（BW）／理想体重（IBW）
> ※BWがIBWより多い場合、現体重／理想体重を1として計算する。
> ※IBW（kg）は、身長（m）×身長（m）×22で算出する。

　透析患者さんの評価としては、91以下を栄養障害リスクあり、92以上をリスクなしと判定するという報告があります[7]。

低栄養を改善するにはどうすればよいか

　低栄養や食事がとれなくなり入院する患者さんは、入院した時点で低栄養が非常に進行していることが多いため、早期に低栄養を発見し、栄養介入することが予後にとっても重要です。まず初めに必要な栄養量を算出します。

1 低栄養を改善するための必要な栄養量は？

　基本的な1日の必要栄養量の設定は、エネルギーは25～35kcal／IBWkg、たんぱく質は1.0～1.2g／IBWkg、塩分は6g未満、カリウムは2,000mg以内、リンはたんぱく質量×15（mg）以下、水分量はDW×15mL（できる限り少なく）とするのが一般的です[8, 9]。

　しかし、低体重や基礎疾患、病態の変化、活動レベルに伴い、必要な栄養量をとるための栄養投与方法を患者さんと家族の希望、生活背景なども考慮して調整する必要があります。

2 経口摂取（食事療法のコントロールの緩和や補助食品で対応）

　食事が食べられないときはエネルギー・たんぱく質の摂取を優先し、コントロールを緩和することが大事です。味つけなどは嗜好面・調理面で配慮し、ふだん控えている好きなもの、アイスクリームやプリンなどのデザート、牛乳などさっぱりした口当たりよいものを摂取することも有効です。栄養剤や補助食品などを利用するの

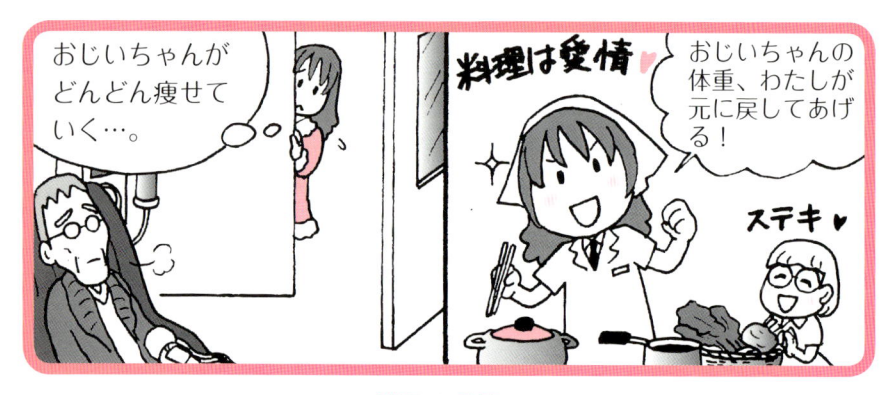

料理は愛情！

　食事が食べられない患者さんに対して最も大事なことは愛情です。患者さんの希望を聞き、問題のない形でできる限りの範囲で対応します。本人の希望に沿った料理や調理で工夫を凝らしたり、また病態に配慮した高カロリー・高たんぱく質の栄養剤や補助食品などを選んだりすることも重要です。

も有効です。しかし食事を食べられるようになってくると、再度コントロールを行わないと体重増加や高カリウム血症・高リン血症につながるため、食事摂取量と体重増加率、生化学検査データの推移をモニタリングすることが必要です。

　なお、栄養剤は、透析患者さん用にカリウムやリンの調整をしていないため、継続的な摂取には注意が必要です。また食欲低下が薬剤性による場合、原因薬剤の調整や服用中止、便秘や嘔気などの消化器症状の改善のための整腸剤や消化管の蠕動運動改善薬を投与してアプローチを行うのも有効です。

3 非経口栄養摂取法とは？

　何らかの原因で口から必要な栄養量がとれない場合、非経口的方法として経腸栄養法と静脈栄養法があります。経腸栄養法は、生理的な手法で経鼻胃管法や胃ろうから投与する方法です。栄養剤は、水分、電解質を調整した透析患者さんに合った種類を選択すること

が大切です。静脈栄養法は、末梢静脈栄養と中心静脈栄養、透析中の点滴投与法（IDPN）があります。IDPNは透析中に透析回路の静脈側より栄養を投与する方法です。基本的には、ブドウ糖液やアミノ酸製剤のキドミン®、脂肪乳剤のイントラリポス®を用います。

　非経口栄養摂取法は、強制的な栄養法のため糖尿病など代謝能力が落ちている場合は投与する際に注意が必要です。

引用・参考文献
1) 日本静脈経腸栄養学会編．コメディカルのための静脈・経腸栄養ガイドライン．南江堂，2000，5．
2) Iseki, K. et al. Serum albumin is a strong predictor of death in chronic dialysis patients. Kidney Int. 44, 1993, 115-9.
3) Fleischamann, E. et al. Influence of excess weight on mortality and hospital stay in 1346 hemodialysis patients. Kidney Int. 55, 1999, 1560-7.
4) 宮澤靖．現場発！臨床栄養管理．日総研出版．2010，44-74．
5) 日本静脈経腸栄養学会編．コメディカルのための静脈経腸栄養ハンドブック．南江堂，2008，91-9．
6) Bouillanne, O. et al. Geriatric Nutritional Risk Index：A new index for evaluating at-risk elderly medical patients. Am J Clin Nutr. 82, 2005, 777-83.
7) Yamada, K. et al. Simplified nutritional screening tools for patients on maintenance hemodialysis. Am J Clin Nutr. 87, 2008, 106-13.
8) 日本腎臓学会編．CKD診療ガイド2012．東京医学社．2012，52-5．
9) 中尾俊之．慢性腎臓病：新しい概念と食事療法基準．栄養学雑誌．65（6），2007，307-10．

復習してみよう！

Q1 低栄養の原因には何があるでしょうか？
A1 透析による栄養素の喪失、過剰な食事コントロール、合併症に起因する消化器の機能低下、活動レベルの低下、摂食・嚥下障害、薬による副作用などの原因があり、原因に合わせた対応が必要になります。

Q2 栄養評価方法は、どれを用いればよいでしょうか？
A2 栄養評価には、身体計測、SGA、GNRIなどがあります。要は低栄養を見つけることなのでどの評価方法を使ってもよいのですが、それぞれの施設に合った方法、継続して行える方法を選ぶことが重要です。

食事療法を主体的に実践してもらう工夫②

腎臓内科医との連携：CKDメディカルサポートプロジェクト

　腎不全をきたし透析導入となる患者さんの合併症管理や予後について考えると、なるべく早期からの医療介入が望ましいと考えます。また、患者さんに良好な生活の質（QOL）を提供するためには、透析導入時にしっかり患者教育を行い、自己管理への意識を向上させることができるかどうかがポイントになります。

　東葛クリニック病院では、平成20（2008）年10月にCKDに関わる各部署のスタッフが集まって話し合いの機会をもち、平成21（2009）年4月には、病院側への提案が認められ、正式なプロジェクト活動として、CKDサポートチームの位置づけが確立されました。CKDサポートチームの中核的存在は、患者さんと家族への支援とともに院内スタッフの支援、部門間の連携支援を主な仕事とする、平成18（2006）年に開設された医療支援室です。医療支援室のバックアップのもと、看護師、薬剤師、管理栄養士、臨床検査技師、臨床工学技士などを中心に活動を展開しています。

　もともと当院のCKDサポートチームの活動は、医療スタッフが主体で自発的に進められていましたが、この活動を最も評価してくれているのは、CKD外来を担当する腎臓内科の医師です。診察室の医師の前では、患者さんはなかなか本音を語れず、「大丈夫です、ちゃんとやっています」と答えてしまいがちですが、看護師や管理栄養士には、実はこんなものも食べているなどと気軽に話せるようです。そんな会話内容を総合することで、ようやく患者さんの"本当の生活を診る"ことができるのではないでしょうか。また、多くのスタッフが自分に配慮してくれているという実感をもつことで、患者さん自身の病気に対する受け止め方がまったく変わってくるという状況も生まれてきます。

　保存期から関わった患者さんの透析導入時をみていると、心と身体の準備が整うことで、治療への前向きな気持ちをもてるケースが多いようです。

　皆さんの施設の透析室スタッフと医師とのあいだで、患者さんをみんなでサポートする気持ちが一致していれば、患者さんの表情や行動もきっと変わってくることでしょう。

髙﨑美幸

応用編

一歩進んで、透析患者の行動変容につなげるためのワンモアセンス

　基礎編の内容を実践することで、多くは問題なく指導・管理を実施できますが、患者さん全員に当てはめることは困難です。

　応用編では、患者さんの行動変容へと働きかけるいくつかのポイントを取り上げ、基礎の知識に加えて患者さんにより近づけるステップアップを目指します。

　薬と違って食事は多彩な組み合わせと工夫により、個々人に寄り添った食事内容で最適・最善の栄養管理を実践することが可能です。

　日頃、透析室の看護師の皆さんが頭を悩ませている症例に役立つと思われる応用知識を勉強していきましょう。

1 コミュニケーションの基本を身につける

山﨑美佐子

食生活に人生史あり

　皆さんは、これまでにどのような食物を食べ、どのような味つけを好み、どのような環境で食生活を営み、歩まれてきましたか。自身の食生活、食の歩み、食の歴史を思い起こしてみてください。

　「衣食住」という言葉が表すように、昔から「食」は人間の営みの支えの一つとして、生活を形づくる基礎として、重要なものと考えられてきました。生まれたその日から必要であった「食」だからこそ、そこには個人の身体的側面、心理的側面、社会・環境的側面に関する情報がたくさん詰まっています。

　食生活に、人生史あり。生育環境や生活背景によっても、食に対する考え方や価値観は違います。その違いを踏まえ、一人ひとりの患者さんの想いを捉えていくことが、効果的な食事指導・栄養管理への第一歩となります。

　療養において一般的・教科書的に必要だといわれていることや、ダメだといわれていることを一方的に伝えるのではなく、患者さんの「食」から見える生活環境や人生を視野に入れ、個別性や思いやりのある食事指導・栄養管理への取り組みが望まれます。

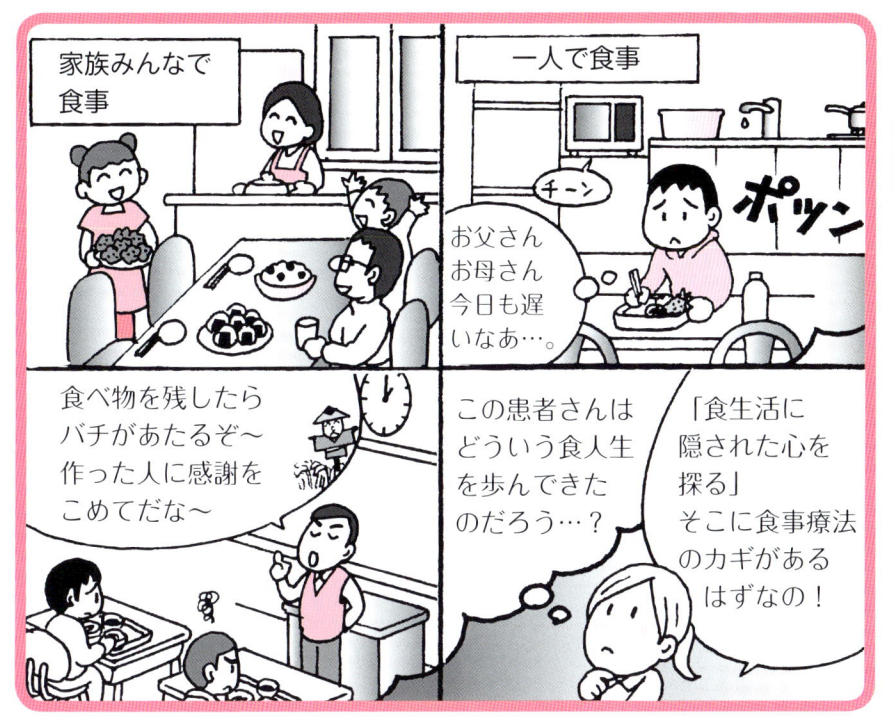

食生活は人生を物語る

　患者さんの食生活・食環境には、さまざまな物語があります。それらが基となり、現在の食に対する価値観や考え、行動が形成されています。これまでにどのような食人生を歩み、どのように食事管理をしてきたのか、これらがヒントとなり、問題解決に結びつくこともあります。

コミュニケーション、その前に…

　食事指導を行う際には、スタッフに対して患者さんが安心して話すことのできる関係が必要になります。それでは、どのようにして患者さんとの良好な対話的関係を構築したらよいのでしょうか。
　人は、人間関係をスムーズに築くために経験的に獲得してきた人

表1 よく使われるソーシャルスキル[1]

1．言語的スキル
　①会話への参加：積極的に会話に加わる、情報や関心・態度のやりとりを行う　など
　②フィードバック・応答：同意・賞賛、反論、質問　など
　③自己主張：自分の意見を表現、相手からの要求の断り　など
　④自己開示：プライベートな情報を相手に示す　など
2．非言語的スキル
　①表情による伝達：顔の表情による感情の表現　など
　②視線による伝達：瞬き、視線の方向、凝視　など
　③身振り・ジェスチャーによる伝達：手足の動き、しぐさ、拍手、頭の動き、体の動きによる感情の表現　など
　④姿勢による伝達：座り方・立ち方、前傾・後傾・安楽姿勢　など
　⑤接触行動による伝達：握手、撫でる、抱く、触れる、叩く　など
　⑥準言語による伝達：声の大きさ、声の調子、話す速度、口ごもり　など
　⑦距離による伝達：相手との距離、席の取り方、パーソナルスペース　など

づき合いの技能、「ソーシャルスキル（社会的技能）」（表１）をもっています。人と人とが関わるときには、これらの言語的・非言語的スキルを瞬時に組み合わせて応対しています。

　これらのソーシャルスキルは、これまでの個々の生活環境や社会的経験を通して培われてきました。家庭での親や兄弟との関係、学校や職場環境における年長者や仲間との関係、さらに友人関係など、個人が関わってきた社会やコミュニティーでの対人的なやり取りのなかで身についてきました。そのため、人との関わりの幅が狭く、閉鎖的であった場合には、このスキルも少なくなりがちです。持ち合わせているスキルが不十分であったり、経験が少なかったりする場合には、相手との関係の構築がうまくいかず、すれ違いが生じてしまうこともあります。

　互いに信頼しあえる関係がある場合とない場合では、食事指導そのものの捉え方や結果が大きく変わってしまいます。日頃からソーシャルスキルに磨きをかけてフル活用し、患者さんとの信頼関係や治療における良好な関係の構築に努めましょう。

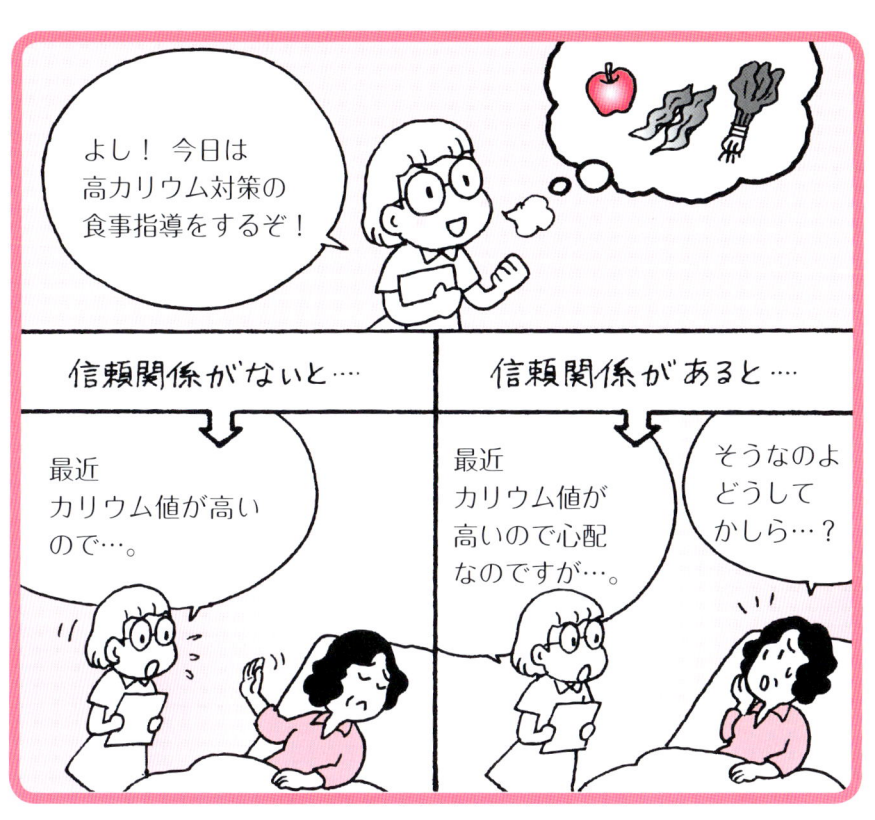

応用編 **1** コミュニケーションの基本を身につける

> よし！今日は高カリウム対策の食事指導をするぞ！

信頼関係がないと……
> 最近カリウム値が高いので…。

信頼関係があると……
> 最近カリウム値が高いので心配なのですが…。
> そうなのよ どうしてかしら…？

信頼関係で結果が変わる！

　信頼ができる・好意を寄せている相手と、信頼ができない・好意のもてない相手とでは、向き合ったときの意識や構えが変わってしまいます。日頃から、互いに安心して話のできる関係づくりをしておくことが必要です。

ソーシャルスキルを増やしていこう！

　うまく獲得できているソーシャルスキルはさて置き、苦手なスキルや足りないスキルをそのままにしておいては、食事指導に限らず、患者さんとコミュニケーションをとる際に不都合が生じてしま

うことが懸念されます。

　ソーシャルスキルはそれぞれのこれまでの生活環境や社会的経験のなかで培われてきたものですが、今現在、そしてこれから先の未来においても、人づき合いの環境や経験を増やすことによって、身につけることができます。

　また、次の手順を用いて意識的にトレーニングをしていくことで、追加や修正を行うことも可能です。

①獲得したいスキルを決める。
　　↓
②スキルをうまく使用・活用しているモデルを選定する。
　　↓
③モデルを参考にスキルをまねて、実際に使ってみる。
　　↓
④相手の反応を手掛かりに、続けて使うかどうかを決める。
　　↓
⑤使うと決めたら意識して繰り返し、習慣化させる。

　目標となるモデルは、自分が獲得したい事柄をうまく行っている身近な人や、教習用のビデオやテレビなどで見た登場人物のしぐさでも構いません。モデルや見本をまねてリハーサルをしてみた結果、達成したい目標に向けて効果がありそうか否か、周りの反応などをチェックして、継続して使うか使わないかを考えていきます。

　繰り返し練習を行い、スタッフ一人ひとりのソーシャルスキルが増えると、関わり方の幅が広がります。これにより、スタッフ個人の負担が軽減されることはもちろん、それらが集まればチームとしての負担も軽くなり、活動の多様化も期待されます。

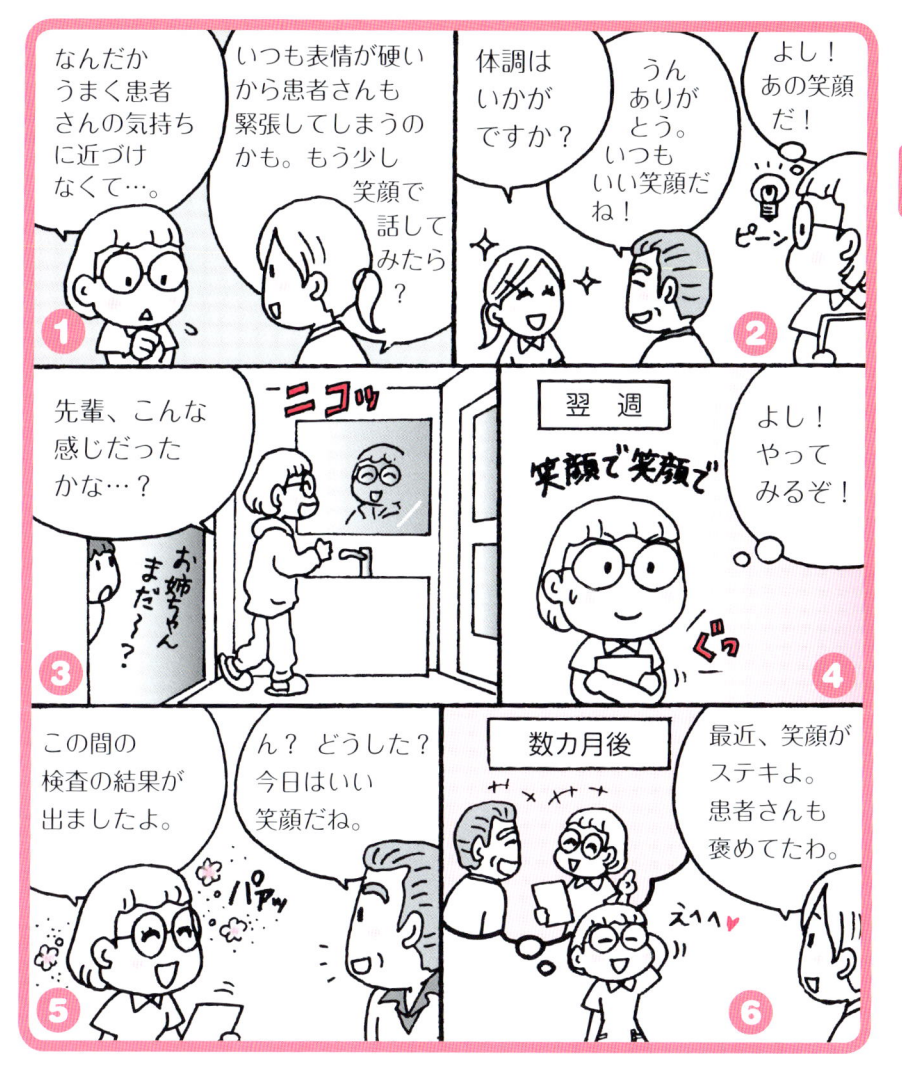

"イイトコまね"でスキル獲得

　うまくいかなかった場合には、②に戻って新たなモデルを探し、③④で実行した内容に修正を加えてみましょう。スキルの獲得には、⑤で効果が実感できることが重要です。後輩スタッフの指導の際には、⑥のように"イイトコ褒め"が効果大です。

食事指導に役立つスキル①（まずは聴き上手になろう！）

　皆さんは患者さんと向かい合ったとき、どのような「キク」を使っていますか。「キク」には、違う意味をもった3つの言葉があります。

> ①聞く：声や音が耳に入る。
> ②訊く：尋ねる。問う。
> ③聴く：注意深く耳を傾ける。

　効果的な食事指導・栄養管理を行うために、患者さんの情報収集やアセスメントを進める際には、どの「キク」を用いるのがよいでしょうか。3つの意味を見比べてみると、③の「聴く」であることは、一目瞭然ですね。

　「聴」という漢字は、「耳」「㣅（直）」「心」が組み合わさってできています。「自分の耳を真っ直ぐ相手の心に向けて聴く」という意味が示すように、患者さんに向き合う際には「聴く」を心掛けましょう。話を聴き、理解を深めるポイントは「みじん切り」と「Why？（なぜ？）」の2点です。人の語りには、一文や一つの件（くだり）にたくさんの語彙や意味が含まれるため、まずこれらを文節ごとに"みじん切り"に細分化して捉えていきます。次に、"みじん切り"を行った一つひとつに対して、「なぜ、〜と思った（考えた・感じた・言った・行った）のだろう？」と頭の中で推理してみます。

　たとえば、「また、体重が増えちゃったよ…」という患者さん。この言葉をみじん切りにすると、①また、②体重が、③増えちゃったよ…、に区切ることができます。この一つひとつに「Why？」と疑問を向けると、①なぜ「また」といったのだろう？ ②「体重が」気にかかっているのかな？ ③「増えちゃった」理由は何だろう？「増えちゃった」という表現に意味はあるのかな？──と、理解を深めるための探索を行っていきます。しかし、ここで「なぜ？」と

思ったすべての事柄を口に出してしまうと、尋ねる意味の「訊く」になってしまいますから、一番の疑問点や、解決に近づけそうな点を取り上げて確認しながら、話を広げていくと効果的です。

「聴く」+「みじん切り」・「Why？」を用いて、理解を深めた後には、皆さんの知識・経験・知恵をフル活用して、話の内容に沿った問題解決の方法を照らし合わせます。そして、役に立つという意味の「利く」、効き目があるという意味の「効く」につなげること

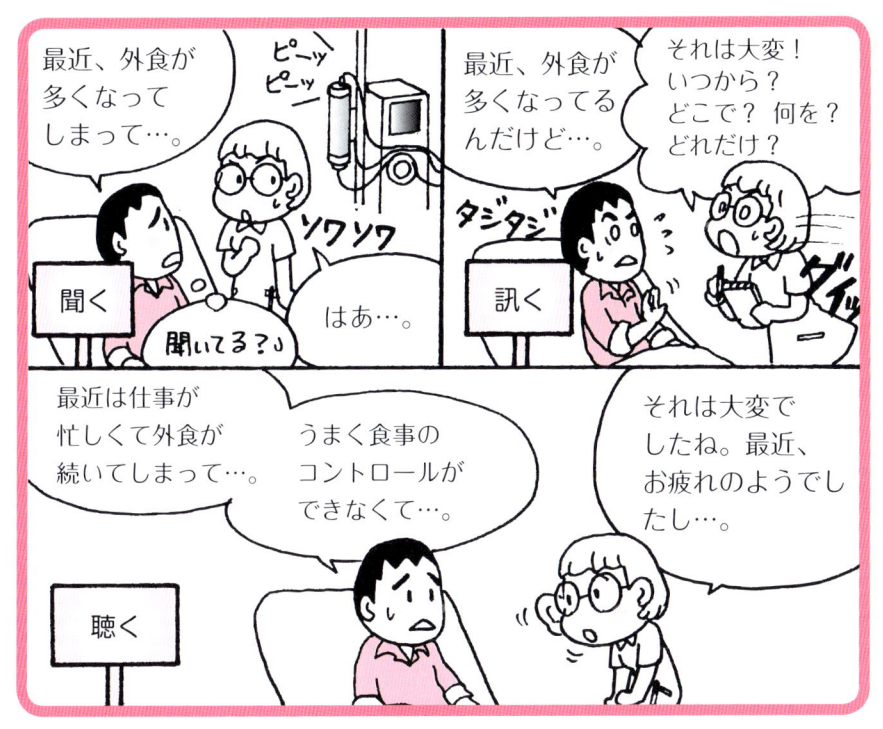

あなたは、どの"キク"タイプ？

「聴」の漢字を用いた熟語に、「傾聴」があります。耳と心を傾けて熱心に聴く姿を意味しています。心と体の両方をしっかりと相手に向けることで、真摯な姿勢を伝えましょう。

ができたら何よりです。

　患者さんの話に身を入れて心で聴いて、役に立つような利くことをサポートし、効き目があることを確認する——この3つのキク（聴く・利く・効く）ことを繰り返し行うことで、患者さんの生活観や価値観と、スタッフの想いや手立てとを近づけ、実感できる指導へとつながります。

食事指導に役立つスキル②（伝えるときにはDESC法）

　「聴く」で情報収集したあとには、皆さんの知識・経験・知恵をフル活用して見つけた、役に立つ「利く」ことを患者さんに伝えます。問題解決を目的として、何かを伝えていく際に効果的な、相手も自分も大切にするための自己表現の方法が、DESC（デスク）法[2]です。

　アセスメントした内容を整理しながら、それぞれの単語の頭文字、D→E→S→Cに沿って台詞を考え、順番に伝えていきます。

①D（describe：描写）
　　現状や相手の言動を客観的・具体的にあげてみる。
②E（express：表現、explain：説明、empathize：共感）
　　状況・事柄・相手の言動に対する、自分の主観的な気持ちを表現する。
③S（specify：提案）
　　相手に提案したい言動、相手に望む行動を明確にして具体的に言語化する。
④C（choose：選択）
　　相手の意見や返事に対する自分の選択肢を用意する。

　「〜という状況で（D）、わたしは〜と感じたのですが（E）、〜を

実行してみたらもっとよくなると考えてみましたが、いかがですか？（S）」→相手の返答→「そうですね。では…。（C）」という流れで台詞を作ります。

多くの場合、スタッフは自分の気持ちを伝えてはいけないと思いがちです。もちろん、自分の意見や考えを一方的に伝えたり、相手を否定したりするような表現を用いることは好ましくありません。しかし、スタッフが感じた気持ちを、相手を想う言葉に乗せて伝え

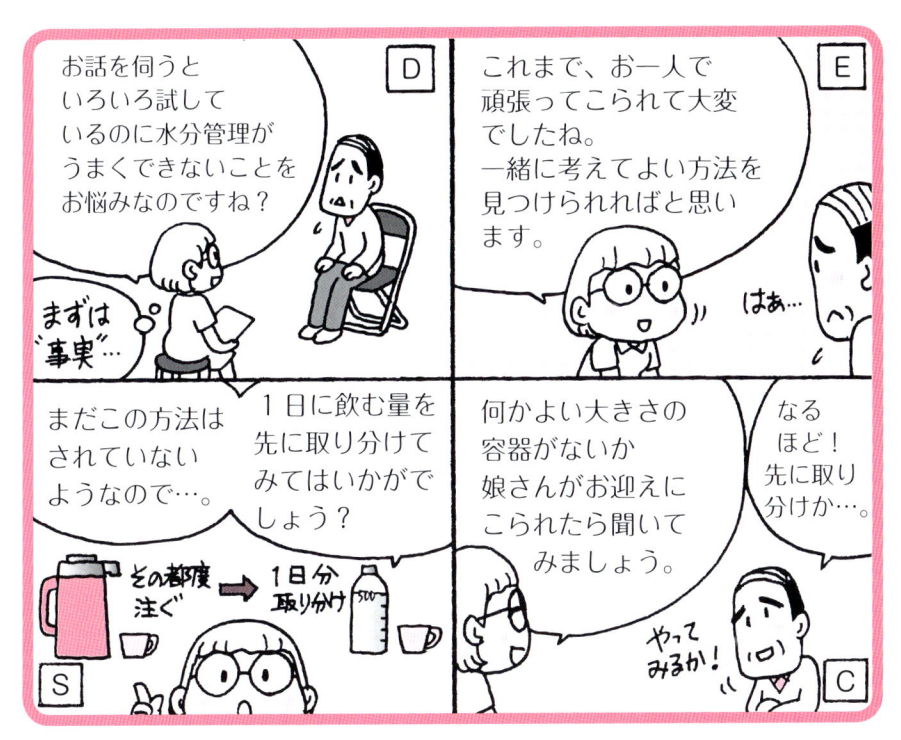

DESC法を使ってみよう！

スタッフ一人ひとりの知識や技術・知恵をもち寄れば、透析室は「利く」提案の宝庫です。スタッフ間においてもDESC法を活用して、相互理解を深めましょう。

ることで、心の距離を縮める機会になることがあります。

一方、「DESC法を使って表現してみたけれど、なかなかうまくいかない…」ということもあります。患者さんが返事をしてから、実際にその提案を理解し行動に移して、効き目を実感するというまでには、無関心・関心・準備・実行・成功・失敗といった段階を行き来するので、時間がかかることも少なくありません。

しかし、提案した選択肢の中から相手が意思決定している、選択権は相手にあるということが伝わり、提案が却下された場合にもこのやり取りを繰り返していくことで、意見の一致・不一致な部分が明確となり、次第に方向性が見えてくるという利点があります。

食事指導に役立つスキル③(相手を認める)

「患者さんの話を聴き、よいと思われる方法を提案して、納得してくれたのにうまくいかない」「『やってみるよ』と返事をしてくれたのに、患者さんが実行してくれない」という声を耳にすることがあります。よいと思われる方法を一生懸命に考えて勧めたのに、受け入れてもらえなかったときには、残念な気持ちになりますね。

では、なぜ患者さんは受け入れられなかった、または行動に移すことができなかったのでしょう。食事指導の内容や提案は、果たして患者さんのライフスタイルや日常生活動作(ADL)、利用可能なツール、経済状況などとマッチしていたのでしょうか。方法は理解していたのか、そもそも実行できる範囲にあったのか、意欲はあったのかなど、スタッフの見立ては適切だったのでしょうか。

「ほとんどの人がやっているのに！」「みんな、やれているのに！」といった一般化は禁物です。患者さんの置かれている環境や状況はさまざまです。また、刻々と変化します。ここでもう一度、患者さんの言動に「Why？」を向け、じっくり冷静にアセスメン

トしなおしてみましょう。人はポジティブな事柄に比べて、ネガティブな事柄を受け止めることが苦手です。患者さんのうまくできたことだけではなく、できなかったこともそのまま認め、改めて一緒にできそうなこと、できることを見つけていく姿勢が重要です。

　透析患者さんは、その療養において食事・栄養管理以外にも多くの問題や葛藤を抱えていると考えられます。患者さんの真の想いに近づくには、言動や様子に目を配り、スタッフが頭の中に「Why？」を向けながら、相手のことを知りたいと思う気持ちや姿勢をわかるように伝えて、患者さんの想いを引き出していくことが必要です。

　その結果、食事指導の場面で、患者さんの本音や真の想いが吐露されることも少なくありません。透析室は集団治療の場です。一度に同じ場所で多人数の治療を行うという施設もまだ多く、病院の中でも特殊な環境です。人生を映し出す「食」ゆえに、指導を行う際にはプライバシーにも配慮したデリケートな対応が望まれます。

　一方で、この集団治療の環境が功を奏することもあります。透析室に新しく入職・配属になったスタッフは、患者さんに敬遠され、思うように指導やケアができないということがあります。これは、患者さんにとってまだ信頼感がもてない相手に対し、不安を抱いている証拠でもあります。

　日頃から透析室の中で、先輩スタッフが新人スタッフを褒め、認める姿勢を示すことによって、「わたしが信頼を寄せるベテランスタッフに認められているあの新人さんは、きっと大丈夫」と、患者さんに安心感を伝えていくことも、先輩としてのソーシャルスキルの一つです。プラスのメッセージを意図的に伝え、伝播させていくことでよい波及効果が得られることも、一つの心理的作戦となります。また、これにより新人スタッフが自信をもち、やる気になっていくという効果も期待されます。

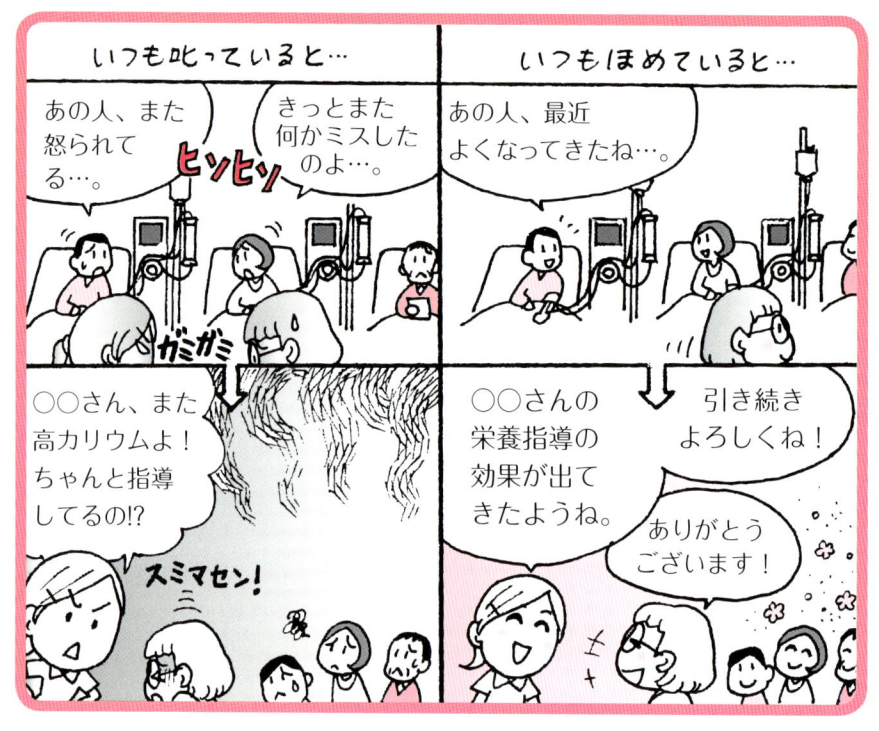

患者さんの"気持ち感染"にも要注意！

透析室は、一度に同じ場所で多人数の治療を行うという特殊な環境です。"スタッフの目が行き渡る構造＝スタッフの言動が患者さんからも捉えられやすい構造"であることにも配慮が必要です。

まとめ

日々、変化する患者さんの身体的・心理的・社会的側面を把握しながら、個々に合わせた栄養管理・食事指導を行い、患者さんの理解を得て、行動変容、検査データの改善につなげていくのは大変なことです。多くの患者さんを、スタッフ個人の力で支えていくには

無理があります。患者さんの訴えや問題点、生じたトラブルを一人で抱え込まず、スタッフがチームとして対応していけるように、日頃からスタッフが互いに認め合い、気軽に相談し合える雰囲気づくりを心掛け、事例や情報、思っていることや感じたことなどについても共有していくことが重要です。

参考・引用文献
1) Argyle, M. Some new developments in social skills training. Bulletin of the British Psychological Society. 37, 1984, 405-10.
2) 平木典子. 自己カウンセリングとアサーションのすすめ. 東京, 金子書房, 2000, 142-6.

復習してみよう！

Q1 生活環境や社会的経験のなかで育まれる「人づき合いの技能」とは？
A1 ソーシャルスキルのこと。積極的にたくさんの環境に触れ、人づき合いの技能を増やすことが大切です。

Q2 3つのキク（聞く・訊く・聴く）のなかで、患者さんの話から情報のアセスメントを行う際に最も効果的なものはどれですか？
A2 「聴く」です。自分の耳を真っ直ぐ相手の心に向けて聴くことを心掛ける姿勢が必要です。

Q3 伝えるスキル「DESC法」。D・E・S・Cのそれぞれのアルファベットの意味は何でしょうか？
A3 D＝描写、E＝表現・説明・共感、S＝提案、C＝選択。この4つの手順で、相手の心に届く表現上手を目指しスキルを磨きます。

2 食事の聞き取りの工夫とコツ

髙﨑美幸

どうして食事の自己管理ができないんだろう？

　食事指導で苦労することの一つとして、「患者さんに検査データの悪化を伝えていろいろ聞いても、原因となった食事内容がわからない」という声が聞かれます。聞き取り時に見逃しがちなサインをキャッチして、患者さんの食事指導に生かせるようにしましょう。

1 医療者と患者の常識のズレ

　お互いの思い込みに注意しましょう。透析室のスタッフは、学校や職場で学ぶ機会があり、透析患者さんの栄養・食事に関する知識をもち合わせています。その目線で、患者さんの食事をみると、「多い・少ない・普通」の感覚が自分とずれている場合があります。患者さんから聞いた情報を自己解釈せず、素直にいわれたままを受け取ることが大切です。同じ食材でも食べた個数や食材料の大きさで、摂取量は何倍、ときに何分の1といった違いが生じます。ところが、そのことを忘れて自己解釈により過大・過小評価をしていることがあります。はっきりしないものは、きちんと内容を確認するようにしましょう。

食事の聞き取りにおける8つの落とし穴

1 味つけの落とし穴

　体重増加の多い患者さんのなかに、塩分の摂取について勘違いをしている人がいます。高齢の患者さんが、「薄味で作ったよ」と自宅のおかずや漬け物を持参してくることがありますが、味見してみ

ると「しょっぱい！」と感じた経験はありませんか？　このように味つけが濃くなるのは、加齢による舌の老化とともに味を感じる味蕾細胞の機能が衰えるために、塩分の感覚が低下してしまうためです。薄味のつもりが、塩分を意外にたくさんとっているケースです。また、食塩含有量の多いものを、味噌汁・漬け物と決めこんで、それさえ食べなければ塩分をとりすぎることはないと勘違いをしている患者さんもいます。

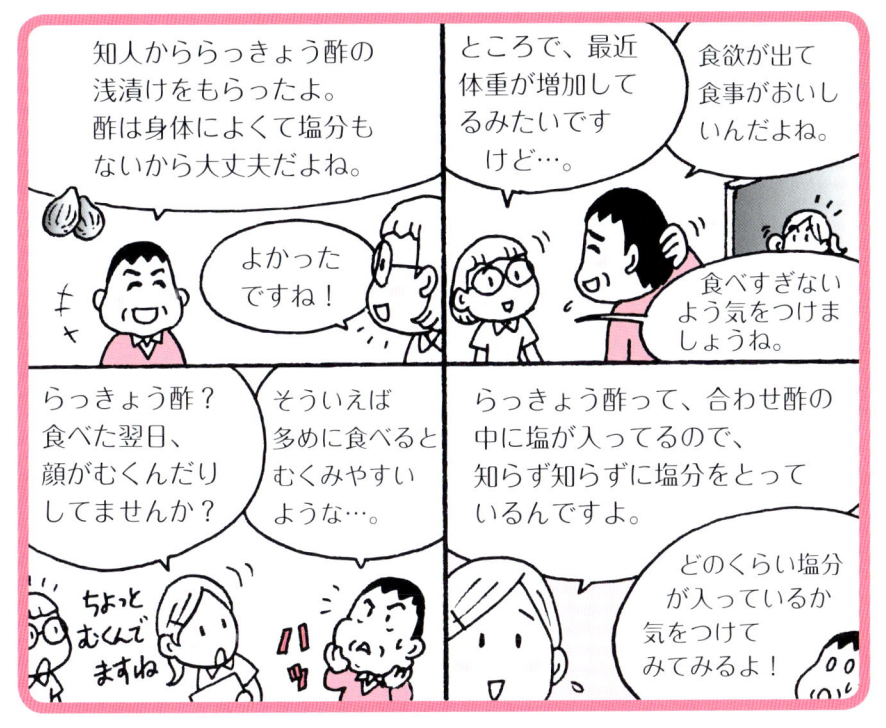

知人からっきょう酢の浅漬けをもらったよ。酢は身体によくて塩分もないから大丈夫だよね。／よかったですね！	ところで、最近体重が増加してるみたいですけど…。／食欲が出て食事がおいしいんだよね。／食べすぎないよう気をつけましょうね。
らっきょう酢？食べた翌日、顔がむくんだりしてませんか？／そういえば多めに食べるとむくみやすいような…。／ちょっとむくんでますね	らっきょう酢って、合わせ酢の中に塩が入ってるので、知らず知らずに塩分をとっているんですよ。／どのくらい塩分が入っているか気をつけてみてみるよ！

酢は体によい!?

「身体にいい」と思っている食事を真っこうから否定すると、患者さんは拒否反応を示してしまいます。体調や身体状況の変化を患者さん自身に考えてもらう質問をし、本人が気づくようにもっていくことが非常に大切です。

2 調理方法の落とし穴

透析患者さんで陥りがちな落とし穴の多くが調理に関するものです。まず、塩分の例では、おひたしをしょうゆをかけないで食べるなどの工夫をしている患者さんで、実は茹でる際にたっぷりの食塩を入れた湯を使っている人がいます。茹でた汁はもちろん捨てるのですが、調理中に塩分が食材に移行して結果塩分の摂取過多につながる場合があります。また、カリウム（K）に対する茹でこぼしも勘違いを起こしやすい代表格です。

①火を通せばいいと思い、電子レンジで調理する。
②茹でればいいと思い、シチューや煮物などの煮込み調理で汁ごと摂取している。
③油で揚げたり、蒸し器で蒸したりして調理している（この方法ではカリウムはほとんど減らない）。
④豆類・いも類・とうもろこしなど、茹でてもカリウムが減りにくい食材を摂取している。
⑤水にさらしてはいるが、食材をまるのまま浸している（小さめに切って、水に触れる断面を多くすることが必要である）。

3 言葉の落とし穴

会話のなかで何気なく使った言葉が、食事の聞き取りを霧の中に迷わせている場合があります。たとえば、「お酒を飲んでますか？」という質問を、医療者側は、アルコール類の意味で聞きますが、患者さんは日本酒と思い込みがちです。したがって、ビールや焼酎を飲んでいても「飲んでいない」という回答になります。同様に「水分は1日800mL以下」という指示の場合、「水分＝水」と捉えて、お茶やジュース、アルコールを別枠で考える人や、薬を飲むときの水は別と捉える人など、多彩な解釈が生まれます。

水分に関しては、すべての経口摂取水分量であることを確実に伝えましょう。逆に、水分に反応しすぎて、食品中の水分も800mL内

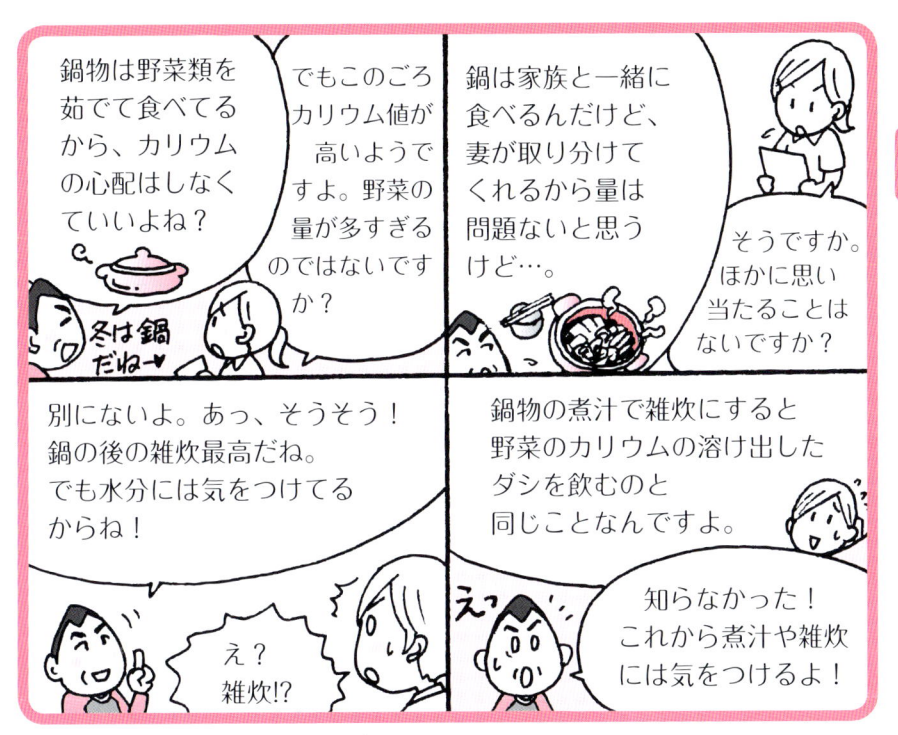

野菜類は茹でて食べるから安心!?

　野菜類は茹でることでカリウムが減るという知識は、ほとんどの患者さんがもっています。しかし、茹でるとカリウムが0になると誤解している人や、野菜によってカリウムの減少率が違うことを知らない人が結構多いものです。また、茹で汁や果物の缶詰のシロップなど、カリウムの溶け出た液の摂取についても十分に注意を促しましょう。

に収めようとする患者さんもいます。水分の多い麺類や鍋物の汁はカウント内でもいいのですが、ご飯を炊く場合などの調理に使う水や野菜・果物に含まれている水分は、飲水量とは別に1,000mL／日の計算になっているので、この点についても誤解のないように確認するようにしましょう。

そのほか、勘違いしやすい原因として、曖昧になりやすい日本語の存在がありますが、なんとなく会話で違和感を覚えたら、具体的に食材の名前や、料理名をあげたり、聞こうとしている範囲を明確にしたりして、看護師と患者さんの間で交わされる質問と答えにズレが生じないように聞き取りましょう。

4 食材の落とし穴

　勘違いといえば、リン（P）やカリウムなどを含んでいる食品で、高値になりやすい電解質の含有量が認知されていない場合があります。

　たとえば「牛乳は飲みません」という患者さんで、牛乳から作るプリンやヨーグルト、チーズなどは関係ないと思っている人や、チーズはリンが多いと知っているけれど、冷凍食品や宅配ピザなどで、自分では気づかずにチーズを摂取している人、リンが多いからとちりめんじゃこやソーセージなどの添えもの系のリン摂取を減らして、肉や魚などのメインのたんぱく源から多くのリンを摂取している人など、患者さん本人が気をつけていることが、実は無意識にリンを多く摂取する行動に結びつくことがあります。

　逆に意外と多いのが、「バターはリンが多いからとらないようにしている」という患者さんです。バターは確かに原料は牛乳ですが、油脂類でありほとんどリンは含まれていません。

　このように、患者さんだけでなく、医療者でも食品の原料やお菓子の材料、食品分類など、食品に対する正しい知識をもち合わせていない場合が多くあると思います。

　検査値に変化があったのと同じ時期に変わった食べ物を摂取していれば、聞き流さずに成分や原材料を調べてみることが大切です。そこに解決に結びつくヒントが隠されている場合があります。

5 食品表示の落とし穴

　食品表示では、塩分はナトリウム（Na）量として表示されており、このことも患者さんを混乱させている原因の一つです。

ナトリウムと塩分量の関係は、「ナトリウム量(mg)×2.54÷1,000＝塩分量(g)」となります。大ざっぱには、ナトリウム量(mg)÷400がほぼ塩分量に相当します。たとえば、かまぼこ100gには1,000mgのナトリウムが含まれており、塩分量は、計算式から2.54g（400で割ると2.5g）に相当します。ナトリウム1,000mgは、塩分1gではないことを患者さんに覚えてもらいましょう。

また、市販食品には、カリウムやリンは、ほとんどの食品で表示されていませんが、表示されていない成分は含有していないのではなく、カリウムやリンはほとんどの食品に含まれていることを食品成分表で確認しておくとよいでしょう。

6 量の落とし穴

医療者と患者の常識のズレとも関連しますが、患者さんがお茶は1日湯呑み1杯しか飲まないといった場合、水分の摂取はどのくらいだと想像しますか？ 100円ショップで購入できる150ccくらいしか入らない湯呑みなら、「随分少ない水分ですね」と答えるでしょうが、寿司店の大きな湯呑みならどうでしょうか？ 同じ1杯のお茶でも水分量は、3倍くらい違ってきます。

また、たまに果物を食べますといわれたら、週に1回くらいかも知れないし、1日おきかも知れません。少しの果物といっても、りんご8分の1個ほどのほんの一口かも知れないし、もともと果物好きでたくさん食べていた人にとっては、毎食1個ずつのりんごでも少しかも知れません。

食べ物の普通量は、個人によって、思い浮かべる基準が随分違うものです。毎日計量して食事記録を書いている患者さんは少ないので、分量を把握する際には差が生じていないかを確認する作業を省いてはなりません。

カリウムなどは、調理方法によっても実際の摂取量が異なってくるので、調理方法や量などについても見落とさないようにそれぞれ

の内容に気をつけたいものです。

　故意ではないのですが、食べることを控えるように指導されている患者さんは、自分の食べた量を過少申告することが多いものです。実際の量を聞き取るには、具体的な分量・サイズ・回数を示したり、実物大の写真やフードスケールなどを用いたりして、患者さんとともに確認するとよいでしょう。

7 生活環境・経済状態の落とし穴

　透析患者さんに限らず、食生活の基盤として生活環境・経済状態が大きく影響するものです。生活環境や経済状態を努力して変えることはなかなか困難ですが、あるきっかけで突然大きく変わってしまうことがあります。

　たとえば、配偶者の死去で今まで妻任せだった食事が突然独居になって立ち行かなくなるとか、あるいは息子夫婦と同居することになり、今まで一切口にしなかったお菓子を孫と一緒にたくさん食べるようになったとか、そのような生活環境の変化が食事の管理に大きな影響をもたらすことがあります。透析患者さんでは少ないのですが、保存期の患者さんでは、利用していた特殊食品の購入が難しくなり、それに伴って食生活自体も制御することが困難になり、結果、コントロールが乱れることも珍しいことではありません。

　このような情報は、患者さんが積極的に身の回りの変化を透析室で話さない限りは、わからないことが多いものです。しかし、穿刺時やふだんの何気ない会話のなかから、患者さんの生活環境の変化に気づくことができれば問題解決につなげられる可能性も高まります。患者さんの生活の変化を把握するためにも、スタッフ間の連携は非常に大切です。

8 健康情報過多の落とし穴

　一時に比べるといくらか減った印象はありますが、テレビや雑誌などの健康情報の氾濫に患者さんが踊らされる場合があります。

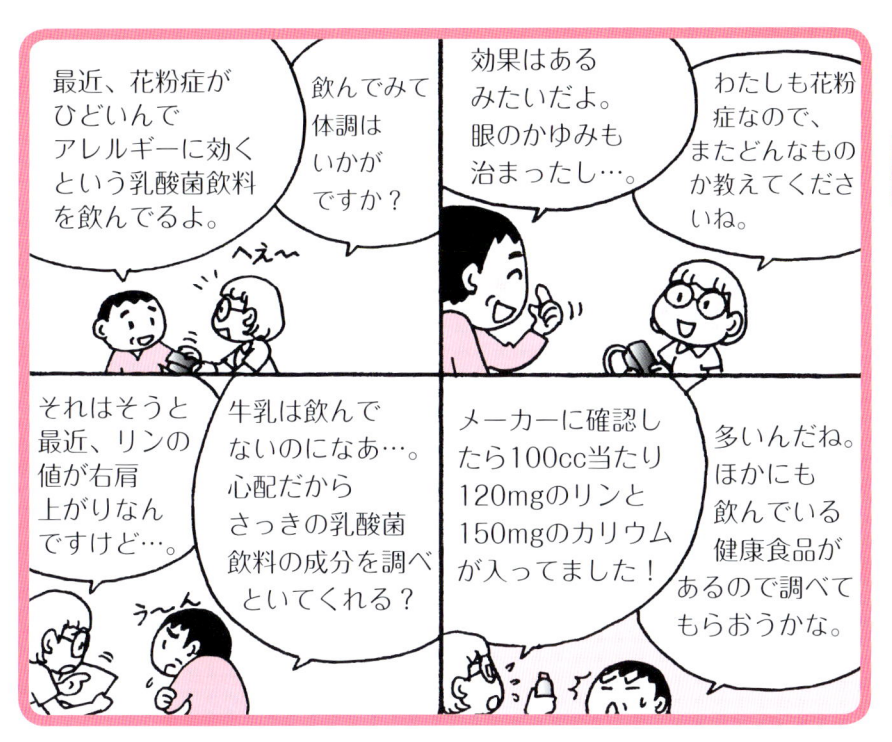

花粉症対策

　乳酸菌製品などには、カリウムやリンの含有量は記載されていないことが多いのです。ただ、実際に摂取している健康食品の効果がたんに感覚的なものではなく、栄養成分として説得力があるか否かを確かめるためには、メーカーから成分情報を聞き出すことも大切です。成分分析を行っている会社では、内容を電話またはファクスで教えてくれる場合がほとんどです。問題のないことがはっきりすれば、医師やほかのスタッフにも情報を提供して、必要以上の制限をかけない配慮も実際の臨床では考えておきたいところです。

　人間だれしも「身体によい」「健康になる」という謳い文句には弱いものです。なかでも「トマトはダイエットによい」と聞くと、女性は飛びつきたくなるものです。

しかし、透析患者さんでは、トマトの過剰摂取は高カリウム血症につながることもあります。わかっていて量の調整ができる患者さんもなかにはいますが、透析をしていることを意識しないで健常人と同じように摂取する患者さんがいます。患者さん同士や看護師との会話のなかで、テレビの健康番組の話題が出てきたら、食生活に何か影響を与えていないか察する目をもちましょう。患者さんがいいたがらないこと、いわなくてもよいと思っていることのなかに、食事指導で聞き取るべき内容が隠されている可能性が非常に高いのです。

引用・参考文献
1）田村智子. 患者さんの食生活聞き取りのコツ. 透析ケア. 13（7）, 2007, 12-50.

復習してみよう！

Q1 体重増加が多い患者さんに、看護師が食事の聞き取りをする際に気をつけるポイントをあげてください。

A1 ①塩分摂取量の推測、②水分摂取量の把握、③味覚障害がないか否かを考慮する、④糖尿病では血糖管理状況もチェックする、以上4点です。

Q2 「カリウムの多いものはとってません」という患者さんで、果物が大好物で食事ごとに摂取しているらしいという情報を得た場合、聞き取り方のコツは？

A2 詰問式は厳禁です。旬の果物の具体例をあげながら「最近どんな果物を食べましたか？」と尋ねたり、フードスケールや成分表を使って具体的にカリウム含有量と食品の目安量を示したりします。あくまで患者さん自身が気づき、確認できるように支援することが大事です。

Q3 高リン血症になった患者さんの食事の聞き取りで、「食欲がなくてサラダしか食べられない」といわれた場合、どうアドバイスしますか？

A3 摂取エネルギー不足でたんぱく源の割合が多いとリンの値が高くなりがちなので、十分なエネルギーをとることが大事なことを伝えます。また、サラダには野菜だけでなく、ツナ缶、卵、えび、ハムのほか、ドレッシングのごまなどのリンの含有量が高い食材が使われていることがあるので、サラダの内容も聞き取ったうえで注意を促します。

食事療法を主体的に実践してもらう工夫③

東葛透析栄養セミナー

　外来透析専門のクリニックでは栄養士の配置がなく、また総合病院に併設する透析室では、病院の栄養士が透析室に足を運びにくい業務体制になっていることがよくあります。しかしながら、透析治療では、食事療法が自己管理の大半を占めるため、必然的に透析室の看護師、医師もしくは臨床工学技士が、指導を担うこととなります。

　平成15（2003）年、透析クリニックに勤務する看護師からのSOSをきっかけに、東葛エリアの透析医療に関わるスタッフのための草の根勉強会として「東葛透析栄養セミナー」が発足しました。「やさしく、わかりやすく、楽しい指導」をスローガンに、症例検討を中心とした実践・参加型の勉強会を毎年1回行って、ようやく10周年を迎えました。

　平成19年（2007）の第5回からは、5学会合同透析療法指導看護師認定試験受験ポイント対象セミナーに登録されています。第7回には透析連携サマリーを発信し、勉強会だけではなく、地域に根ざした顔の見える連携を目指しています。参加者は、約半数（49％）が看護師、管理栄養士が22％、臨床工学技士が14％、学生7％、栄養士4％、医師・薬剤師がそれぞれ2％となっています。

　日常業務のなかで、困ったり悩んだりしてもだれにも相談できず過ごしていた外来透析患者さんの栄養問題を取り上げる場ができ、セミナーの翌日から業務に生かせるとの評価を毎回得ています。医療連携の範囲は、交通手段の発達に伴って拡大しており、会への参加を呼びかける範囲を拡大することも検討中です。

髙﨑美幸

3 食生活の改善を促すアプローチの方法

谷口千賀子

　管理栄養士が常勤していない透析施設では、ナースが食事指導を行う場面が多くみられます。食事指導に必要な知識、指導に必要なコミュニケーションの基礎について学んだ後は実践です。ここでは、食生活の改善を効果的に促すアプローチ方法を学びましょう。

情報収集とアプローチの方法

❶ まずは、食事指導に必要な情報を集める！

①**生活行動パターン・食生活のリズム**：就業状況、食事の回数や時間帯、自炊か外食か、だれとどのような環境で食べるのか
②**調理者・介護者**：だれが作るのか、食事に介助が必要か
③**嗜好**：味つけ、好み（パン、麺類、米飯など）
④**口腔・歯の状態**：義歯が入っているか、噛み合わせの状態、口内炎の有無、舌の乾燥状態、嚥下状態など
⑤**排便の状況**：回数、性状
⑥**服薬状況**：消化器症状などの副作用の確認、下剤の服用状況
⑦**合併症の有無**：合併症により食事行動が制限されていないか
⑧**食事指導歴**：保存期や導入時の食事指導の内容、ほかの疾患（糖尿病、肝炎など）の治療で食事指導を受けたことがあるのか

〈ポイント〉
　改めて情報収集を行うと身構えてしまう患者さんもいるので、何気ない日頃の会話のなかから情報を収集するとよい。意外と患者さんの本音がみえてきてアプローチしやすくなる。

2 アプローチの方法

①達成できる目標を設定する（マンガ参照）

あれこれと「注意しましょう！」とだけいわれても、どんなことに気をつければいいのか、患者さんは悩んでしまいます。患者さん自身ができることから始めなければ効果的な改善は得られません。達成できる目標を患者さん自身が考え、行動に移すことができるように支援することが重要です。そのためには、まず「達成できる目標」「小さい目標」を設定し、達成できたら次の目標を立てる、というように段階を追って食事指導を行うことが大切です。

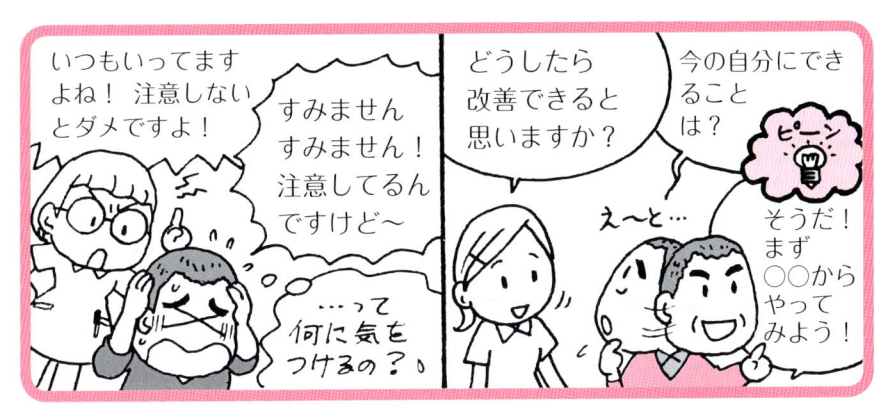

達成できる目標を設定する

②家族・キーパーソンの存在も忘れずに！

食事療法は、患者さんの家族や介護者のサポート力も大きく影響します。患者さんを支える周りの人々からも日頃の食生活に関する情報収集を行いましょう。慢性疾患は長期にわたってさまざまな制限が必要です。患者さんをサポートするなかで食事管理に関する悩みについても把握し、支援することが必要です。

③少しでも変化がみられたら、褒める（マンガ参照）

制限のある生活を続けていくのは、並大抵のことではありません。日々、制限のある生活のなかで、「たまにはこのくらい食べて

もいいかな」「いや、やめとこう」と葛藤しながら療養生活を送っています。日々の努力が体重や検査データに少しでも表れたら、患者さんの努力を認め、褒めましょう。

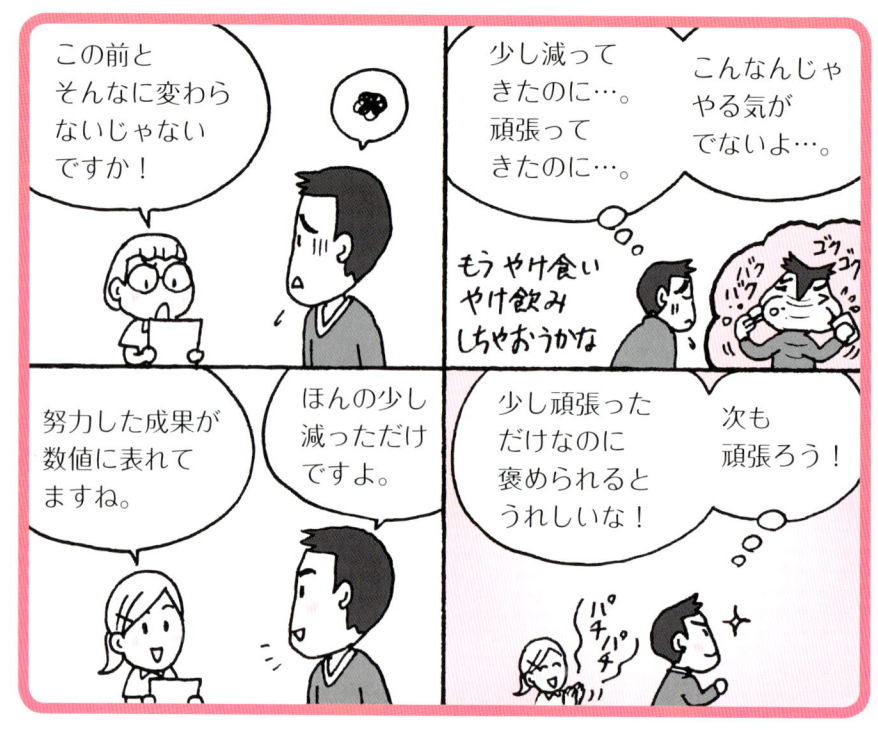

少しでも変化がみられたら、褒める

④食事記録表や見本となる媒体を活用する

　食事内容を把握するために、食事記録をつけてもらいましょう。食事記録を基に摂取量を把握し、どこに問題があるのかについて患者さんと一緒に考え、改善ポイントにつなげましょう。また、食事の見本となる資料などの媒体を使用し、目で見てわかる理解しやすい指導を心掛けましょう。記録を書くのが大変という患者さんには、デジカメや携帯電話のカメラで撮影してもらうといいでしょう。

3 指導場面でのプライバシー

透析中にベッドサイドで指導を行う、という場面が多くみられます。患者さんのなかには、検査の結果や改善が必要な箇所を周囲の患者さんに知られたくない人もいます。面談室などのゆっくりと落ち着いた環境で、指導を行いましょう。ベッドサイドで行う場合は、声のトーンなどに十分配慮しましょう。

指導場面の実際

1 導入期

保存期と透析期の食事の違いについて知識を身につけてもらう時期です。繰り返し指導を行って会得してもらうことが必要となります。透析導入となると、それまでに行ってきた食事制限より制限が緩くなります。まずは、保存期にどのような食事指導を受けてきたのか、食事制限をどのくらい実行していたのかを確認することから始めましょう。保存期に食事管理を厳しく行ってきた患者さんのなかには、食べてよいといわれても食べることに抵抗がある人もいます。保存期と同様の食事制限（たんぱく質制限）を継続している場合、低たんぱくになりやすいので、早期に透析導入後の食事について説明を行う必要があります。

〈ポイント〉
①保存期の指導、食事制限の実際を把握する。
②透析導入後の検査データを確認する。
③患者さんおよび家族に透析導入後の食事指導を早期に行い、繰り返し確認しながら指導する。

2 導入期の事例

状況設定 患者（50歳の男性会社員、キーパーソンは妻）

原疾患はIgA腎症、吐き気があり食欲がない。クレアチニン9.5mg／dL、仕事を休めず、本人の希望もあり外来通院で透析導入となった。

指導のポイント（アプローチ）

① 導入初日：保存期の食事指導の有無、食事管理について情報収集を行う。食事指導の予定を説明。妻が来院できる日時で食事指導日を設定する。

② 導入3日目：患者・家族へ透析導入後の食事について説明を行う。保存期に実行してきた食事管理を認めたうえで、透析導入後の食事のポイントを資料に沿って説明する。患者・家族の言動を確認し、わからない点は繰り返し説明を行う。

③ 導入6日目：「透析を始めてから食欲が出た。食べたいのを我慢してお茶碗に軽く1杯に抑えているが、本当はもう少し食べたい」という患者の希望から、食事内容や血液検査の結果（リン3.2mg／dL、カリウム4.0mEq／L、アルブミン3.5g／dL）を基に、たんぱく質の量を増やしてもよいか考え、副食は塩分やカリウムやリンの値が高くなるので、白米のみを増やすこと（お茶碗に軽く2杯）を提案する。

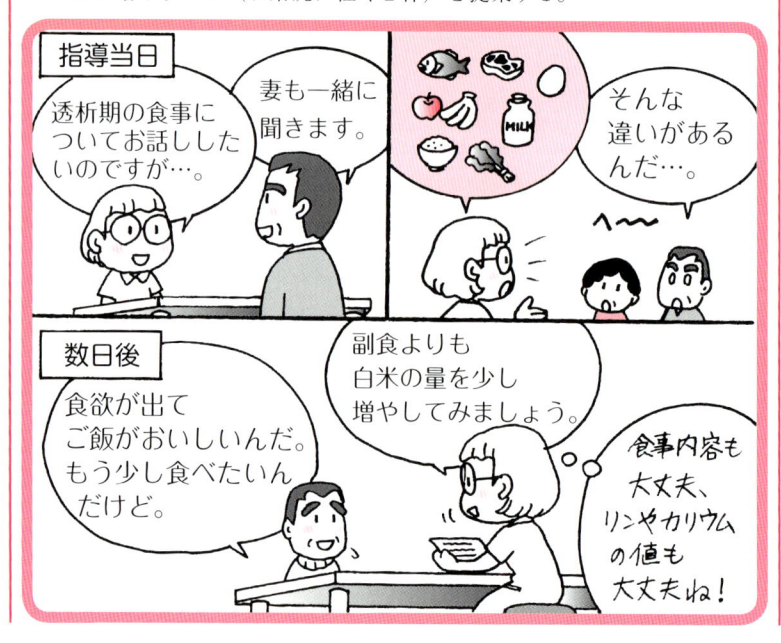

透析患者さんは、たんぱく質の制限が必要ですが、良質のたんぱく質を適正に摂取し、なおかつエネルギーも確保しなければなりません。患者さんのなかには、白米を食べるとリンが高くなると思い、白米を減らして副食を多く摂取する人がいます。このような場合、カリウムやリンが高くなりやすく、同時に塩分摂取量も多くなることから口渇を引き起こし水分の摂取量が多くなるという結果につながります。食事に関する正しい知識を導入時に身につけ、行動に移すことができるように支援することが大切です。

3 維持期

　透析導入後1年が経過すると、週3回透析へ通う生活に慣れ、導入前とは違う生活リズムが確立されてきます。この頃になると、「このくらいなら大丈夫」「検査結果が悪くても症状がないから…」など自己流の解釈や間違った食事管理で体重増加が変動しやすくなり、血液検査の結果も変動しやすくなります。また、導入時に食事指導を行ったので理解しているだろう、あるいは継続的な指導は必要ないなどということはありません。

　維持期は、継続的な食事管理と指導を行い、合併症の予防や患者さんの生活の質（QOL）が維持できるように支援する時期となります。

〈ポイント〉
①血液検査の結果を基に食事内容を把握する。
②導入時に受けた指導内容を継続しているか確認する。
③培ってきた透析ライフを否定せず、患者さんの生活ペースを守りつつ柔軟に食事管理の追加・修正を行う。

4 維持期の事例

状況設定　患者（60歳の主婦、キーパーソンは夫）

　原疾患は囊胞腎、週3回・4時間透析を7年、透析間の体重増加が多い。また、カリウム値が高く、血液検査の結果が出るたびに指導しているが改善されない。「今までこのスタイルできた、これくらいなら大丈夫」というのが口癖である。しかし、体重増加量が多いため、追加透析を行うこともある。「週4回透析なんて嫌だ」「なんで自分ばっかり」といい、追加透析は行いたくないと思っている。

指導のポイント（アプローチ）

①情報収集を行う：生活スタイル（外食が多い）、食事内容（果物を食事ごとに摂取、たくあんを1日で1本食べた）、嚥下状態、嗜好（しょうゆの味つけが好き）、検査データ（透析間の体重増加率：5.6～6.7％）など

②情報収集の内容を基に、何が原因か患者と一緒に考える：「週4回の透析がつらい」という患者の気持ちを認め、原因を患者と一緒に考えた。患者は「気をつけているつもり」「食べないようにしているつもり」と話す。

③看護師の提案（食事内容や水分摂取量を正確に把握するため、食事内容を記録し、透析日に記録用紙を持参して看護師と一緒に振り返ることを提案した。記録は、強制ではなく患者の意思で中止してもよいことを伝えた）：提案に対して患者は「透析日は疲れて書けないので、透析日以外で書いてみる。きれいに書かなくてもいいなら、次から持ってくる」という。

④目標を立てる（患者自身が目標を設定する）：まずは、患者が「これなら、できる！」ということを目標とする。そこで、「食べたものを記録することができる」を最初の目標とした。

⑤できたことは褒める：透析日に食事記録表を持参したら褒める。振り返りを行い、原因が見つかったら褒める。体重増加率が前回より少しでも少なかったら褒める。

⑥患者の行動の変化をみる：「食事を記録して、食べすぎていることがわかった。長く透析しているけど原因がわかってよかった。記録するのは自分に合っている。続けたほうがいいと思う。こんなに褒められたことはなかった。恥ずかしいけどうれしい」

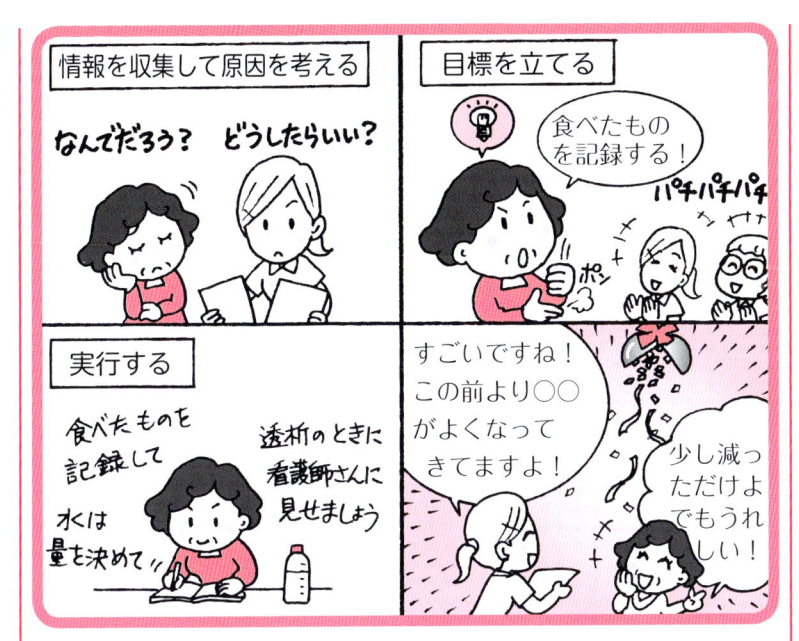

情報を収集して原因を考える	目標を立てる
なんでだろう？　どうしたらいい？	食べたものを記録する！　パチパチパチ
実行する	すごいですね！この前より○○がよくなってきてますよ！　少し減っただけよでもうれしい！
食べたものを記録して　水は量を決めて　透析のときに看護師さんに見せましょう	

　食事記録を通して体重増加の原因が把握でき、食生活を見直したことで、透析間の体重増加率が4.0〜5.5％と減った。その結果、追加透析を行うことはなくなった。自身で目標を設定し、できることから始めたことで「自分でできた。やればできる」という達成感が得られたようである。

5 長期透析期

　透析歴が長くなるのと、長期透析による合併症が、食事行動に影響を及ぼし必要なエネルギーが十分に摂取できないことも起こります。たとえば、アミロイドーシスによる手指の疼痛や関節拘縮で箸やスプーンを持つことができないため、食事摂取量が減少することがあります。

　長期透析期では、食事摂取量の低下による痩せ、それに伴う肺水腫が起こりやすく、ドライウエイト（DW）の適正化が求められます。長期透析期の患者さんは、透析生活のベテランです。培ってき

た透析生活の歴史があります。患者さんの意見を尊重しながらQOLを低下させない食事支援が必要となります。

〈ポイント〉
①透析間の体重増加の変化をみる。
②血液検査のデータから食事量の減少がないか予測し、食事の内容・摂取量を確認する。
③家族・介護者から情報収集を行う。
④状況に応じた栄養補助食品や食器具を提案する。

6 高齢の透析患者

透析導入年齢が高くなるにつれて、高齢の透析患者さんが多くなる傾向にあります。高齢者では、無理に食事制限を行うのではなく、「可能な範囲で食べられそうなもの（好みのもの）を楽しみながら食べる」ということが必要となります。患者さんの状況に応じた食事内容の見直しや、栄養補助食品の紹介などエネルギーの確保につながる指導に努めましょう。さらに、患者さんを支える家族や介護者の負担も考慮しながら、周囲の人々を含めた支援が必要となります。

まとめ

各期に応じた食事指導・アプローチを行うためには、患者さんのふだんの状態を把握することが必要です。透析室は、他職種と協同して患者さんと関わっています。スタッフ間のコミュニケーションをはかり、情報を共有することも効果的なアプローチにつながります（**応用編 1 参照**）。

復習してみよう!

Q1 患者さんが目標を達成するためには、どのようなアプローチのしかたがよいでしょうか？
A1 患者さんが達成できる目標を患者さん自らが設定できるようにします。頑張ってきたことは認めて褒めます。
Q2 導入期の患者さんの食事指導で注意することは何ですか？
A2 保存期の食事から透析期の食事に移行できるように、早い時期から食事指導を行い、繰り返し会得できるまで行います。
Q3 維持期の食事指導のポイントは何ですか？
A3 導入時に受けた食事指導の内容を継続できているかを確認し、患者さんの生活ペースを守りつつ柔軟に追加・修正を行います。
Q4 長期透析期の患者さんが陥りやすい状態は何ですか？
A4 合併症が食事行動に影響し、必要なエネルギーが十分とれない状態になりやすくなります（痩せ、肺水腫のリスク大）。

4 サプリメントと健康食品の活用

髙﨑美幸

サプリメントとは？

　アメリカ合衆国での食品区分の一つであるダイエタリー・サプリメント（dietary supplement）の訳語で、狭義には、不足しがちなビタミンやミネラル、アミノ酸などの栄養素を補給することや、ハーブなどの成分による薬効の発揮が目的である食品のことをいいます。ほかにも生薬、酵素、ダイエット食品などさまざまな種類のサプリメントが存在します。一方、広義には人体に与えられる物質という意味で、錠剤・カプセル・粉末・ソフトゲル・液状など、通常の食品以外の形状をとるものはすべてサプリメントとよばれています。わが国では、サプリメントに相当するものとして、栄養補助食品という言葉が定義されています。

❶ 透析患者のサプリメントの利用

　サプリメントは、本来補充するものという意味なので、当然基本的な食事が前提で、足りない栄養素のみを補給すればよいことになります。しかし、食事療法で、カリウム、リン、水分などの摂取制限のある血液透析患者さんの食事では、慢性的なビタミンやミネラル類の不足が懸念されます。また、透析の目的は血液の浄化ですが、同時に人体に必要な栄養素の喪失が起こっています。透析患者さんのなかには、健康管理に対する意識の高さからサプリメントを利用する人も多くみられます。透析治療に関わるスタッフとして考えるべきは、透析により失われる栄養素の補給と、同時に腎不全における体内代謝を考慮してサプリメントの成分の体内蓄積による有害性への配慮です。

東葛クリニック病院では、サプリメント（栄養補助食品）の情報提供や利用評価を含めた栄養相談を行っています。

　平成17（2005）年に実施した当院の透析患者さんにおけるサプリメント利用の実態調査では、調査票配布990名、回答数667名（67.4％）中、最も利用率の高かったのはカルニチンで、補給経験者は423名（63.4％）でした。ほかに、コエンザイムQ10が11.8％、鉄が6.9％、ビタミンEが5.4％、マルチビタミンが4.3％、サメの軟骨およびビタミンB群がそれぞれ3.8％でした。

　当院では、サプリメントを摂取する前に医師または管理栄養士への申告を促し、内容の確認を行っていますが、臨床検査値の異常などでたまたま摂取が明らかになることがあります。何を目的にサプリメントを利用しているのかをよく聞き取り、日常の栄養相談のなかでも、食事摂取の内容だけでなく、サプリメント類の摂取についても臨床検査値と併せて、栄養状態の評価を適切に行うことが重要です。

2 L-カルニチン

　L-カルニチンは、心筋や骨格筋に多く存在し、細胞のミトコンドリア内へ脂肪酸が出入りするための輸送担体としての役割を有しており、脂肪を筋肉のエネルギー源として利用するためには欠かせないアミノ酸です。カルニチンとして、効果のあるものはL-カルニチンだけということも把握しておきましょう。

　透析患者さんでは、腎臓での合成障害に加えて、透析液中への喪失、食事制限・摂取量低下などにより、L-カルニチンが欠乏しがちです。L-カルニチンが欠乏すると、筋肉量の減少、筋けいれん、不整脈、心機能の低下、（エリスロポエチン抵抗性）貧血、脂質異常症の助長、脱力感、易疲労感、透析中の血圧低下などの症状が現れることがあり、L-カルニチンを補充することにより、さまざまな症状が改善することが報告されています。

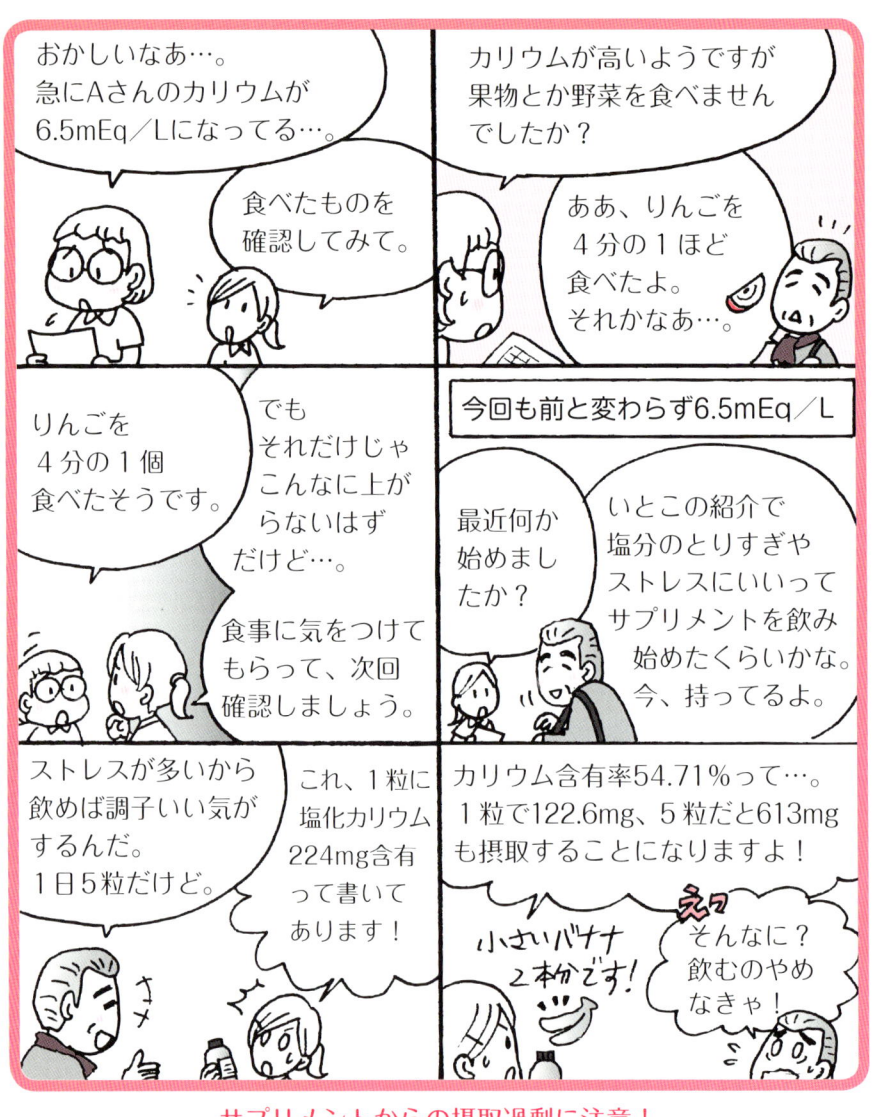

サプリメントからの摂取過剰に注意！

透析患者さんは、果物や野菜のカリウムの摂取に関しては気をつけていますが、サプリメントからの摂取には無頓着な場合が多いようです。「何か食べた？」ではなく、摂取したもの全般の変化を聞き取るようにしましょう。

このような症状のある患者さんの場合、医師と相談のうえ、サプリメントとしてのL-カルニチン（100〜500mg／日、ただし推奨用量は明確に示されてはいない）の摂取を勧めるのも一つの方法です。

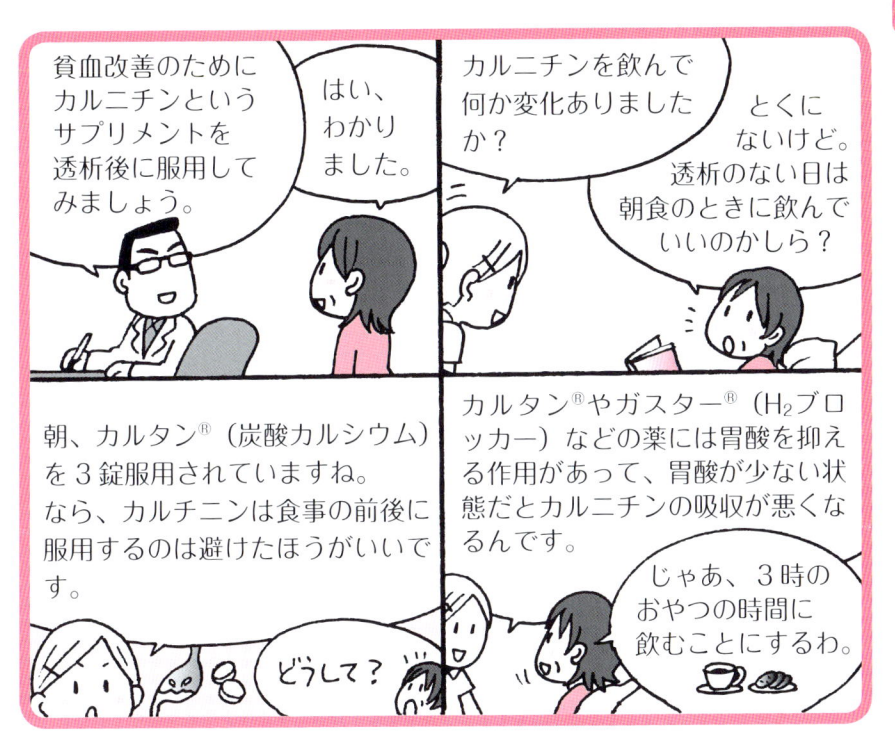

貧血改善のためにカルニチンというサプリメントを透析後に服用してみましょう。／はい、わかりました。	カルニチンを飲んで何か変化ありましたか？／とくにないけど。透析のない日は朝食のときに飲んでいいのかしら？
朝、カルタン®（炭酸カルシウム）を3錠服用されていますね。なら、カルチニンは食事の前後に服用するのは避けたほうがいいです。／どうして？	カルタン®やガスター®（H₂ブロッカー）などの薬には胃酸を抑える作用があって、胃酸が少ない状態だとカルニチンの吸収が悪くなるんです。／じゃあ、3時のおやつの時間に飲むことにするわ。

カルニチンを飲むタイミングは？

多くのサプリメントは、食後胃の中に食べ物のあるときにとるのが有効です（油に溶ける成分、pHが低いと胃酸で死滅する細菌類など）が、カルシウムを多く含むものは、胃酸を中和してほかの栄養素の吸収を妨げるので、食後は避けましょう。アミノ酸やデトックス用のサプリメントは、空腹時に飲むのが有効です。

3 コエンザイムQ10（CoQ10）

心臓の機能を改善する効果があるため、透析患者さんの栄養補助

食品としても注目されています。人体にある60兆個の細胞の働きを手助けしている補酵素です。抗酸化作用を有しており、体にとって重要な栄養素ですが、加齢により減少することが知られています。透析による喪失の程度は明らかではありませんが、スタチン®を服用している患者さんでは、生合成が抑制されることがわかっています。

医薬品のノイキノン®を投与することで、CoQ10を1日で30mgとることができますが、これは市販のサプリメントの半分量以下であることも知っておくとよいでしょう。

4 ビタミン、ミネラル

血液透析患者さんの食事基準は、日本腎臓学会の「慢性腎臓病に対する食事療法基準2007年度版」に記載されていますが、カリウム・リン・食塩以外のミネラルおよびビタミンに関する記述はなく、米国腎臓財団（National Kidney Foundation-Kidney Disease Outcomes and Quality Initiative：NKF／KDOQI）でもビタミンの摂取量は示されていません。

現在、血液透析患者さんのビタミンおよびミネラルの摂取基準は、EBPG（European Best Practice Guideline）を参考にするのがよいと考えられます。日本人の食事摂取基準2010年版とEBPGの記述を表1に示します。

ビタミン類では、B_1、B_2、B_6、B_{12}、C、E、葉酸、ビオチン、パントテン酸、ナイアシンが、ミネラルでは鉄と亜鉛の補充が推奨されています。

5 整腸作用のある食品

血液透析患者さんでは、水分制限に加えて、野菜などの食事制限やリン吸着薬、カリメート®などの薬剤の影響を受けるため、便秘になりやすくなります。

下剤を使用してコントロールできていることも多いのですが、下痢と便秘の繰り返しによるQOLの低下（外出を控えるなど）や腸

表1 1日当たりのビタミン・ミネラル推奨量

	日本人の食事摂取基準（2010年版）	透析期（EBPG）
ビタミンA	男性：800～850μgRE 女性：650～700μgRE	700～900μgRE（食事以外の補充は不要）
ビタミンD	目安量5.5μg	二次性副甲状腺機能亢進症の治療薬として使用
ビタミンE	男性：目安量7.0mg（上限量750～900mg） 女性：目安量6.5mg（上限量650～700mg）	αトコフェロールで400～800IUを補充
ビタミンK	男性：目安量75μg 女性：目安量60～65μg	90～120μg（食事以外の補充は不要。ただし、長期的に抗菌薬を使用する場合は、一時的に10mgのサプリメントが必要な場合がある）
ビタミンB$_1$	男性：1.2～1.4mg、女性：0.9～1.1mg	食事以外に1.1～1.3mgを補充
ビタミンB$_2$	男性：1.3～1.6mg、女性：1.0～1.2mg	食事以外に1.1～1.3mgを補充
ビタミンB$_6$	男性：1.4mg、女性：1.1mg	塩酸ピリドキシンとして10mgを補充
ビタミンB$_{12}$	2.4μg	コバラミンで2.4μgを補充
ビタミンC	100mg	75～90mgの補給（500～1,000mgは高シュウ酸血症のリスクがあるため避ける）
葉酸	240μg	サプリメントとして1mgを補充
ビオチン	目安量50μg	30μgを補充
パントテン酸	男性：目安量5～6mg 女性：目安量5mg	5mgを補充
ナイアシン	男性：14～15mgNE、女性：11～12mgNE	14～16mgNEを補充
クロム	男性：35～40μg、女性：25～30μg	記載なし
モリブデン	男性：25～30μg（上限量550～600μg） 女性：20～25μg（上限量450～500μg）	記載なし
マンガン	男性：目安量4.0mg（上限量11mg） 女性：目安量3.5mg（上限量11mg）	記載なし
鉄	男性：7.0～7.5mg（上限量50～55mg） 女性：（上限40～45mg） 　月経なし　6.0～6.5mg 　月経あり　10.5～11.0mg	男性：8mg、女性：15mg （ESA投与患者では鉄の補充が必要）
銅	男性：0.8～0.9mg（上限量10mg） 女性：0.7mg（上限量10mg）	記載なし
亜鉛	男性：11～12mg（上限量40～45mg） 女性：9mg（上限量30～35mg）	男性：10～15mg、女性：8～12mg （欠乏時は50mgを3～6カ月補充する）
セレン	男性：30μg（上限量260～300μg） 女性：25μg（上限量210～230μg）	55μg／日（欠乏時は3～6カ月補充する）
ヨウ素	130μg（上限量2,200μg）	記載なし

（文献1より一部改変）

内細菌叢の乱れなどが懸念されます。したがって、腸内環境を整える食品を摂取することが必要です。

① 食物繊維

食物繊維が補充できるものは、食品・サプリメントとも多くありますが、カリウム、リン、塩分が含まれていることがあり、栄養成分の表示には、注意を払う必要があります。

当院で推奨しているものは、グアーガム分解物(サンファイバー®)、不溶性・水溶性食物繊維(イサゴールジュース®)などです。

② プロバイオティクス

透析患者さんにプロバイオティクスを投与したことにより、腸内細菌フローラが正常化し、尿毒素物質の産生が抑えられたという報告があります[2]。

乳酸菌はヨーグルトなどに含まれていますが、一般の食品で摂取しようとすると、リンやカリウムも多く含まれているため、血液検査値と排便状況をみながら、サプリメントと食品とを調整していくとよいと思われます。

当院で推奨しているものは、ビフィズス菌HD®、ビフィズス菌末BB536®などです。

③ プレバイオティクス

プロバイオティクスが善玉菌そのものなのに対して、菌のえさとなって、自分自身のよい菌を増やす働きをするのがプレバイオティクスです。腸内で消化されにくいオリゴ糖や食物繊維などが代表格です。

食物繊維を除く商品で、当院で推奨しているものは、乳果オリゴ糖(オリゴワン®)、プロピオン酸菌乳清発酵物(おなか活力タブレット®)などです。

また、プロバイオティクスとプレバイオティクスを同時にとることをシンバイオティクスといい、相乗効果が期待できます。

当院では、水溶性食物繊維とヒトビフィズス菌のG-Fine®という商品を使用していますが、相乗効果を発揮する食品を組み合わせて摂取している患者さんも多くいます。

6 コンドロイチン、サメ軟骨、グルコサミン

近年透析患者さんの高齢化が進んでおり、加齢に伴う関節痛や歩行障害をサプリメントでなんとかしたいと考える患者さんが多くなっています。

関節痛で注目される栄養素には、コンドロイチン、グルコサミン、サメ軟骨、コラーゲン、MSM（メチルサルフォニルメタン）、SAMe（S-アデノシル-Lメチオニン）、ビタミンB群、ビタミンEなどがあります。

実際透析患者さんで使用しているケースも多いのですが、配合されている成分そのものの効果が証明されていないものが多く、また配合量にばらつきがみられるなど、推奨しかねる商品が多いのが現状です。当院では、医療用サプリメントとして、ファンケルのクリニケードシリーズを取り扱っており、患者さんはそのなかの非変性Ⅱ型コラーゲンを使用しています。

7 まとめ

サプリメントの種類は多種多様で、ここで紹介した以外にも透析患者さんが摂取しているものは多くあります。

大原則は、食事からの摂取ですが、そのうえで、どうしても不足するビタミンやミネラルを補給したり、合併症の予防のため、あるいは治療の補助的手段としてサプリメントを摂取したりします。患者さんがなぜ、何のためにサプリメントや健康食品を使うのかを、医師と透析室スタッフで十分に相談したうえで使用を判断することが大切です。

治療用特殊食品

治療用特殊食品は、疾病の予防や治療、健康の維持増進などに対して、特定の目的をもってつくられた食品で、通常の食品に比較して、ある成分が少ない、あるいはある成分が添加されているなどの特徴をもっていて、効果が認められる食品を指します。

一般のスーパーなどでは入手できませんが、通信販売や病院納入業者などから購入することができます。

腎疾患の治療用特殊食品は、目的別に、エネルギー調整食品、たんぱく質調整食品、減塩食品、電解質調整食品などがあります。

透析導入後の食事療法は、保存期の厳しい低たんぱく質食とは異なるので、使用する機会は少なくなりますが、たとえば食事摂取量の低下によりエネルギー補給が必要な場合や、減塩やリン・カリウムの調節が難しい場合に、食品を置き換えることで利用できます。

治療用特殊食品は、病院に売店がない場合は、通信販売を利用するとよいでしょう。表2に全国展開をしているメーカーの連絡先を紹介します。

表2 治療用特殊食品を取り扱っているメーカーの連絡先（電話番号）

ヘルシーネットワーク	0120-236-977
渡辺商事	045-790-3785
ファンデリー	0120-054-014
腎臓病　腎不全特殊食品の店　ネフロン	048-813-7656
Drミール	078-332-3970
まつもと薬局	0155-41-9333
ふくしま	049-242-1694
アールエス	0120-638-331

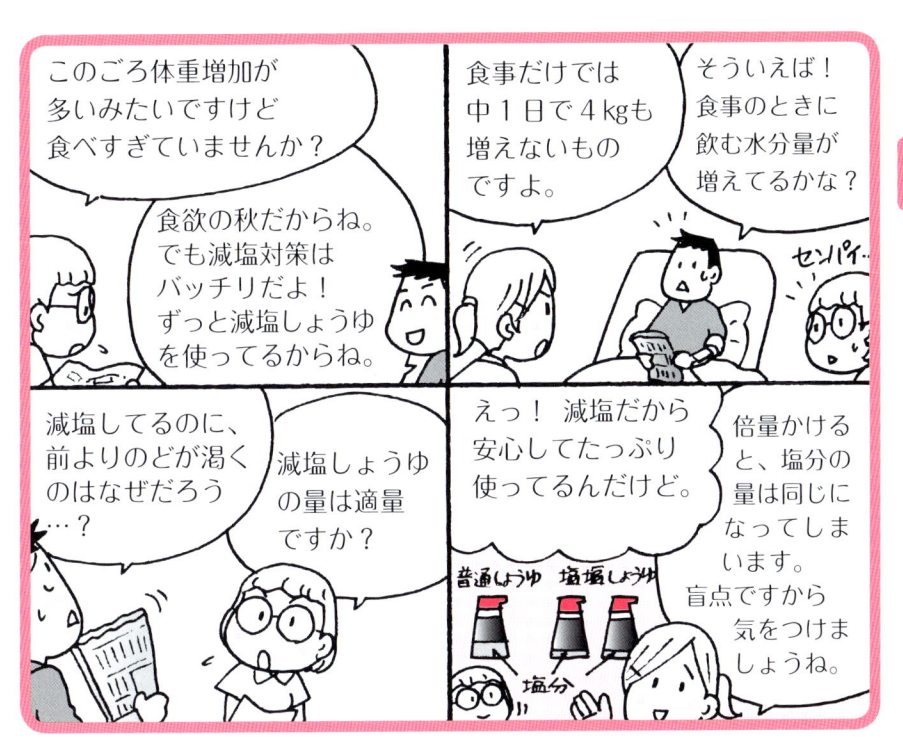

減塩食品に頼りすぎには注意！

　治療用特殊食品使用＝食事療法の実施、と安易に捉える患者さんも多くいます。特殊食品はあくまで、患者さんの通常の食事に補助的に用いるものであることを十分に説明しておく必要があります。

引用・参考文献

1) 加藤明彦. 腎不全におけるサプリメントの適応と注意点. 臨牀透析. 24 (13), 2008, 1730-1.
2) 南浩二ほか. 透析患者における腸内細菌叢の改善と腐敗産物の産生抑制に対する腸溶性ビフィズス菌製剤の臨床効果. 日本透析医学会雑誌. 32 (5), 1999, 349-56.
3) 一ツ松薫ほか. "栄養補助食品・サプリメント療法". 維持透析患者に対する補完代替医療スタンダード. 阿岸鉄三編. 東京, 東京医学社, 2012, 143-50.
4) 田村智子. "治療用特殊食品の上手な利用法". 透析患者の食事指導. 透析ケア2007年冬季増刊. メディカ出版, 2010, 161-70.
5) 髙﨑美幸. 透析医療における他職種と異なる専門性について：実際の事例を交えて. 静脈経腸栄養 J. JASPN. 2 (4), 2007, 136-9.

6）髙﨑美幸．経腸栄養剤の使用による電解質の変化．ヒューマンニュートリション．11・12（20），2012．40-3．

復習してみよう！

Q1 中性脂肪が高いから、EPAとDHAのサプリメントを勧められました。いつ飲んだらいいでしょうか？

A1 食後に飲むようにします。
EPAとDHAは魚油から精製されたもので、油には溶けやすいですが、水には溶けません。溶けていないものは消化管から吸収されないため、効果が減弱します。逆に食後、とくに油ものを食べた後は、胆汁酸が分泌され、油を乳化して溶かす界面活性剤として働くので、脂溶性サプリメントの吸収をよくします。

Q2 動脈硬化や便秘の対策に、あるいは野菜不足が心配だから青汁を飲む、これは問題ないですか？

A2 商品によってカリウム、ビタミンA、リンなどの含有量が千差万別なので、個々の商品の栄養成分値を確認したうえで判断します。

Q3 偏食で好き嫌いが多い場合、サプリメントで調整すればよいでしょうか？

A3 安易にサプリメントに頼ることはよくないと思われます。しかし透析患者さんでは、長年培った食習慣をすぐには変えられない場合も多いので、ケースバイケースで、よい方法を患者さんと一緒に考えていきます。

食事療法を主体的に実践してもらう工夫④

CKD勉強会（院内スタッフ向け）

　東葛クリニック病院が、CKDの基幹病院となるためには、どんな職種であっても、腎臓病患者さんのつぶやきや疑問にできる限り寄り添って相談に乗れることが望ましいと考えます。しかし、当院のスタッフの活動（プロジェクト活動）であるCKDメディカルサポートプロジェクトでは、メンバーのCKDに対する意識の高揚ははかれていますが、院内にはCKDに関わらない部署や透析室とは接点のない部署もあります。

　そこで、平成18（2006）年に臨床栄養師の研修の一環としてスタートした東京医科大学病院茨城医療センター・腎臓内科の小林正貴教授による勉強会を、平成19（2007）年より院内職員に拡大して実施しています。毎回、CKDに関する最新の話題を提供していただいて有意義な研修となっています。院内のスタッフが、CKDに対する知識を習得することで、患者さんにも知識が伝播していく効果が期待できます。

　また、すべてのサテライト透析施設でも、休憩時間を利用して職員向けの勉強会（講師は、製薬会社のMRもしくは松圓会の職員）が盛んに行われています。

　透析室スタッフが、自信をもって患者さんの指導にあたり、患者さんの自主性を育てるためにも、院内研修を企画・実施することはたいへん意味のあることであり、各施設が実践されることを願います。

髙﨑美幸

5 独居および高齢者世帯の食事実態

髙﨑美幸

国民生活基礎調査からみる世帯状況

　平成23年6月2日現在におけるわが国の世帯総数（岩手県、宮城県および福島県を除く）は4,668万4千世帯で、世帯類型別にみると、高齢者世帯は958万1千世帯（全世帯の20.5%）となっています。65歳以上の者のいる世帯（岩手県、宮城県および福島県を除く）は1,942万2千世帯（全世帯の41.6%）で、世帯構造別にみると、夫婦のみの世帯が581万7千世帯（65歳以上の者のいる世帯の30.0%）で最も多く、次いで単独世帯が469万7千世帯（同24.2%）、親と未婚の子のみの世帯が374万3千世帯（同19.3%）となっています。

　さらに、65歳以上の者（岩手県、宮城県および福島県を除く）を家族形態別にみると、子と同居の者が1,179万9千人（65歳以上の者の42.2%）で最も多く、次いで夫婦のみの世帯（夫婦の両方または一方が65歳以上）の者が1,041万3千人（同37.2%）、単独世帯の者が469万7千人（同16.8%）となっています。単独世帯を性・年齢階級別にみると、男は65～69歳が30.6%、女は75～79歳が23.2%で最も多くなっています。

　平均世帯人数は、全世帯では2.58人であり、高齢者世帯では1.53人、65歳以上の者のいる世帯では2.51人となっています。

　また、全世帯の76.2%に有職者がおり、平均家計支出額が23.8万円であるのに対し、高齢者世帯ではそれぞれ23.7%、17.8万円、65歳以上の者のいる世帯では55.7%、23万円、という状況になっています。

以上は、厚生労働省のホームページより抽出した結果ですが、透析患者さんの世帯もほぼ同様の状況（有職者はより少ない）であろうと推測されます。

　核家族化、高齢化が進むなか、独居老人・高齢者世帯の生活支援は大きな課題の一つと思われます。

在宅生活を支える専門職

　介護保険法においては介護支援専門員（ケアマネジャー）が、障害者自立支援法（平成25年4月からは、総合支援法に移行）では、コーディネーターが、在宅における公的サービスのプランを立てるキーパーソンになります。

　施設内とは異なり、在宅生活では外部のさまざまな職種との連携が主となります。地域の在宅ケアチームの一員として、地域における社会資源やそこに所属する専門職および地域の医療福祉連携のしくみを理解することが、在宅を支える第一歩になります。

　利用者の人生や尊厳を守る自立支援になるようなケアプランを作成するためには、医療者目線ではなく、個々人のサービスニーズを的確に捉えることが肝心です。

加齢による変化

　高齢者の身体機能の変化として、①関節や骨の萎縮・硬直・屈曲、②身長が縮む、③上肢・下肢の可動域の縮小、④骨や歯がもろくなる、⑤筋力・握力の低下、⑥持久力の低下、⑦咀嚼力の低下、⑧運動神経の低下、⑨皮膚の硬化・変化、また感覚機能の低下として、①平衡感覚の低下、②視力・色覚の低下、③聴力の低下、④臭覚の低下、⑤味覚の低下、⑥触覚の低下、⑦温感の低下、精神機能

の変化として、①中枢神経の加齢変化（短期記憶力の低下、脳・脊髄機能の個人差が顕著化）、②思考力・判断力の低下、③情緒不安定〔感情のコントロールが困難、怒り・欲求不満・緊張・不安の拡大、抑うつ状態になりやすい（とくに女性）〕、④環境適応力の低下、⑤認知症・行動障害、さらに生理機能の変化として、①中枢神経の加齢変化（覚醒時間が長くなる、短期記憶力の低下、脳・脊髄機能の個人差が顕著化）、②自律神経の加齢変化（腎機能の著明な低下）、③消化機能の衰え（嚥下反射の減弱化、唾液分泌の低下、代謝機能の低下）、④心肺機能の加齢変化（肺活量の減少）、⑤内分泌系機能の加齢変化〔甲状腺ホルモンの減少、性ホルモンの減少（とくに女性）〕など、さまざまな変化がみられます。

なかでも栄養・食事に影響するものは多く、低栄養・嚥下障害・便秘・脱水症（下痢）・褥瘡などの在宅生活を阻害する代表的な問題症状を引き起こすことがあります。

透析患者さんでも同様の機能変化が起こるので、透析に関する栄養管理に加え、高齢者の特性を加味した食事面の支援が必要となります。

食事面の支援

在宅高齢者の療養生活を阻害する代表的な問題症状として、低栄養（PEM）、摂食・咀嚼・嚥下障害、便秘、下痢、脱水、褥瘡などが指摘されています。また、透析患者さんでは、MIA症候群といって、栄養障害（malnutrition）と腎不全に伴う慢性炎症（inflammation）が動脈硬化（atherosclerosis）や悪液質の原因となり、さらに慢性炎症状態を増悪するという悪循環を起こすといわれています。

いずれも食生活と密接に関わる症状であり、食生活の適否が、生活の質（QOL）や寿命を左右するといっても過言ではありません。

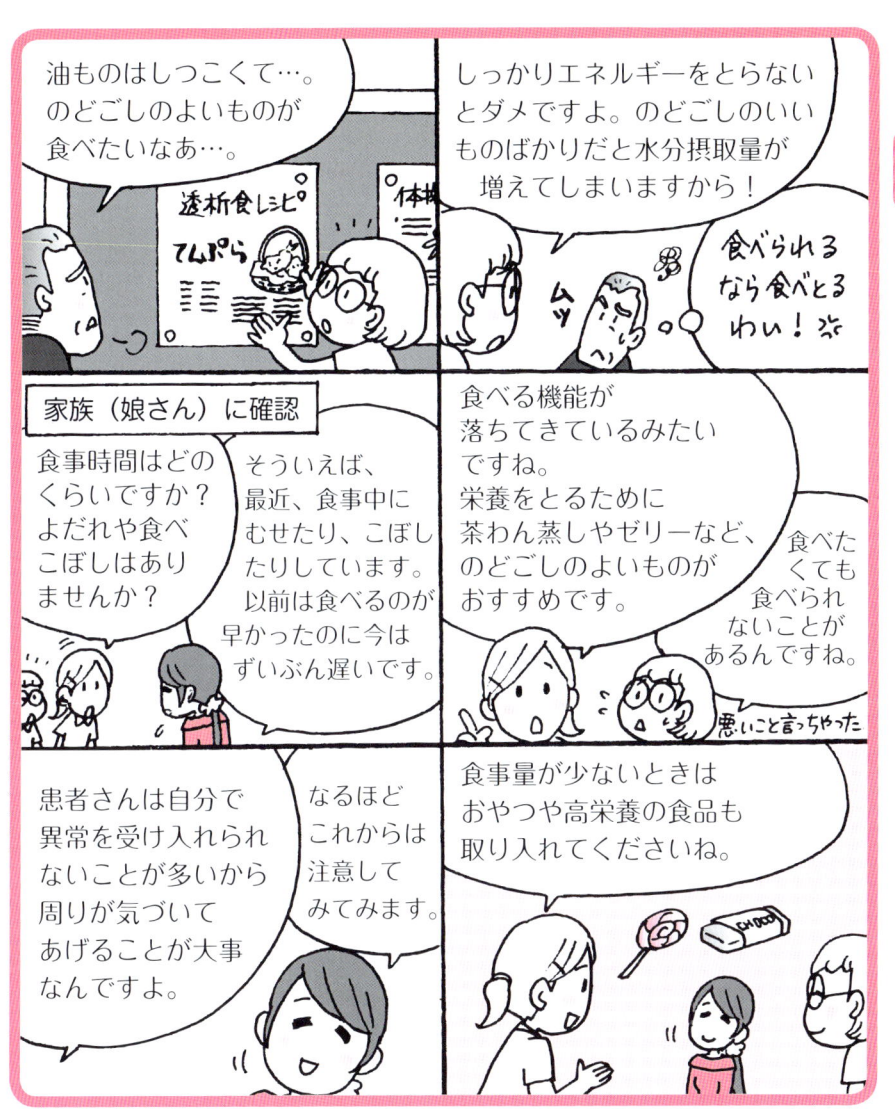

食欲がないのはなぜ？

高齢者の身体・生理機能の低下は徐々に起こるので、見過ごされがちです。食事量の減少や食事時間の延長、食中・食後のむせや咳は、嚥下障害のサインです。また、よだれや食べこぼしは、口腔周囲筋の機能低下を推測できます。

1 食事を自分で用意できない場合

　要支援・要介護の独居や高齢者世帯では、食事を用意することができない場合が多くあります。そういったケースでは、自分や家族の代わりにヘルパーに食事の調達を依頼するか、配食サービスを導入するなどの方法で、食事を確保することが最優先となります。ヘルパーを利用する場合もサービスの提供時間や内容により、買い物に行って調理する、できあいのものを買ってくるなどの選択があり、また非透析日では、デイサービスを利用するなどの方法も考えられます。いずれの方法をとるかは、利用者本人の希望やほかのサービスとの兼ね合いで調整されます。ただし、毎日ヘルパーを利用できる例は少なく、作り置き、買い置きが発生するので、高齢者自身の自己管理能力がないとサービスを利用していても栄養問題を引き起こす可能性があります。

2 在宅サービス提供者との情報交換の必要性

　透析患者さんの食事療法について、十分な知識のあるケアマネジャーやヘルパーもいれば、そうでない場合もあります。透析患者さん本人が調理担当者でない場合、多くは本人に加えて家族も同席して食事指導が行われます。同様に、本人・家族の同意が得られるのであれば、実際の食事支援に関わるヘルパーに対して情報を提供できる立場にあるケアマネジャーや主任ヘルパーなどに、患者さんの食事指導に同席してもらうことは重要です。

　東葛クリニック病院では、ケースによっては、ケアマネジャーや主任ヘルパーはもちろんのこと、関わっている訪問介護員全員に病院に集まってもらい栄養相談をしたり、ヘルパーの訪問時間に管理栄養士が患者さん宅に出向いたりするなどの対応をしています。

　その際、患者さんがどのような食生活を送ってきたかを把握できている場合は、食生活のスタイル（買い物担当者、食事時間、食事回数、食事量、嗜好、好みの味つけや調理法など）を具体的に伝えて

もらい、今後の食事を具体的に考えられるケースでは食事指導はスムーズで、その場でお勧めメニューなどを提示することもあります。

透析患者さんへのサービス提供の経験が少ない事業所のヘルパーさんは、「完璧な透析食を提供しなければ…。でも難しい」という思い込みが強いことがあります。とくに入所や通所のサービスを利用している透析患者さんからの情報では、慢性腎不全保存期のような食事をイメージしている施設も少なからず存在しているようで

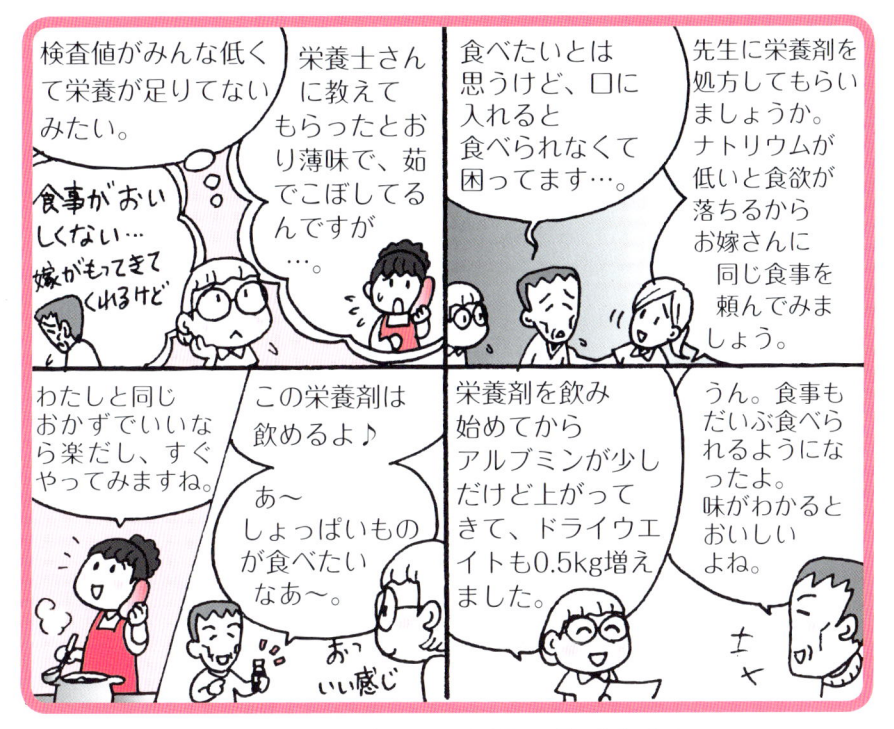

検査値がみんな低くて栄養が足りてないみたい。 食事がおいしくない… 嫁がもってきてくれるけど	栄養士さんに教えてもらったとおり薄味で、茹でこぼしてるんですが…。	食べたいとは思うけど、口に入れると食べられなくて困ってます…。	先生に栄養剤を処方してもらいましょうか。ナトリウムが低いと食欲が落ちるからお嫁さんに同じ食事を頼んでみましょう。
わたしと同じおかずでいいなら楽だし、すぐやってみますね。	この栄養剤は飲めるよ♪ あ～しょっぱいものが食べたいなあ～。 おっいい感じ	栄養剤を飲み始めてからアルブミンが少しだけど上がってきて、ドライウエイトも0.5kg増えました。	うん。食事もだいぶ食べられるようになったよ。味がわかるとおいしいよね。

どんどん低栄養になる高齢の透析患者さん

なんとなく、元気のない独居の高齢の男性透析患者さんでは、食事摂取量の低下に早めに気づくことが大切です。低栄養が進むと経口摂取が難しくなる場合があります。

す。厳しすぎる食事制限は、サービス提供者と透析患者さんの関係を崩すばかりでなく、患者さんの栄養状態の低下を招くおそれがあります。

　透析時の血液検査の結果を確認して、患者さんの食事・栄養に不足がないことを確認していくことも透析室看護師の重要な責務となります。また、少しでも患者さんの食事状況に心配なことがあれば、連絡ノートなどを利用して情報提供を行い、返事を確認することが大事なポイントです。

参考文献
1) 荒井優子．"在宅サービス導入患者支援の連携法"．透析患者の食事指導．田村智子編．透析ケア2007年冬季増刊．メディカ出版，2010，182-5．
2) 谷口裕子．"高齢維持透析患者の看護問題と対策：家族の協力と課題"．高齢透析患者への看護実践：ケース別にみた看護展開Ⅳ．臨牀透析．24（11），2008，1531-6．

復習してみよう！

Q1 体重増加が適度な患者さんで、尿素窒素（BUN）やリン（P）が低い場合、食事は適切といえるでしょうか？

A1 ふだんはすべてが標準値内なのに、尿素窒素50mg／dL未満、血清リン濃度4.0mg／dL未満、nPCR（標準化たんぱく異化率）0.8g／kg／日未満の場合は、要注意です。おかゆや雑炊など炭水化物が中心で、おかずが少なく、空腹を水分で補っている場合があります。食事内容や身体状況を確認する必要があります。また、歯の不具合が食事に影響することもよくあります。

Q2 「動かないから食べたくないし、力が出ないから外へでかける元気もないよ」といわれたら？

A2 食欲不振と筋力低下のサインです。放置すると低栄養が進んでしまいます。適切な食事や身体活動および生活活動の維持・向上を促すとともに、精神面の不安などを除去し、悪循環を食い止めるために患者さん本人と透析室スタッフで一緒に考えるようにします。

食事療法を主体的に実践してもらう工夫⑤

医療支援室、地域医療連携室の活動

　東葛クリニック病院のCKDサポートプロジェクトの中核を担う医療支援室は、「患者さんに対する指導、生活の援助を地域医療連携室、ソーシャルワーカーとともに、もう少し深く、個別に患者さんを援助したい」という強い思いで、臨床工学技士の水村宏之氏が室長として独立する形でできた部署です。

　その業務は「患者・家族に対する支援」「スタッフに対する支援」「部門間の連携支援」「勉強会の主催」など幅広いものになっています。医療支援室の職員は水村室長のほか、臨床心理士1名（看護師有資格者）と看護部所属の看護主任1名（透析技術認定士、透析療法指導看護師有資格者）で、看護師に対する支援や教育も担当しています。

　看護師にとって透析はかなり特殊な分野で、ほかの部署で看護師を経験していても、透析についてはわからない人が多いため、未経験で入職した看護師に対しては、2カ月かけて基本的な知識と技術の研修を行い、その後現場に配属されるシステムになっています。医療支援室では、専門的な知識と技術を身につけて医療を提供できる看護師を育てていく活動も行っています。

　地域医療連携室は、文字どおり、東葛クリニック病院において地域の医療連携を推進するための組織です。実際の業務は、透析と慢性腎不全の治療を中心として地域に貢献するという当院の役割を、地域の多くの医師にアピールしていくことです。また、CKDの概念について地域の医師を対象とした勉強会を開催し、CKD患者二人主治医制として地域の開業医と当院の腎臓内科医の両者で患者を診ていく体制を構築することを目指しています。

　また、当院は東葛エリアにおけるバスキュラーアクセス治療の基幹病院としての役割を担っており、その連携ツールとして地域内の透析施設間で運用しているPTA（経皮経管的血管形成術）術後のアクセス管理における連携パスや、行政区分を超えた地域まで連携範囲を拡大した長期留置カテーテル維持管理における連携パスの運用を行っています。

髙﨑美幸

6 自己管理のサポートで看護師の果たす役割

小野﨑彰

　透析療法は患者さんのライフスタイルを一変させるものです。そのため導入期から維持期にかけて、心理状態を十分に理解することが重要です。ここをおろそかにしたままでは信頼関係を構築できず、患者さんが問題行動を起こすきっかけをつくることにもなりかねません。信頼関係を構築できない患者さんの自己管理は不十分となりやすく、やがては合併症のリスクとなります。これらのことから透析室看護師の役割は非常に重要です。

透析導入が決定した患者のサポート

　透析導入が決定した患者さんの多くは、戸惑い、将来に対する漠然とした不安や孤独を感じるでしょう。そこで看護師は、患者さんの不安解消をサポートすることから始めなければなりません。
　患者さんの声に耳を傾け、積極的に会話を促し、必要な情報を得るようにします。もし患者さんが心を閉ざしてしまっている場合には、家族から情報を得るようにし、今何を考えどのような不安を抱えているのかを的確に把握することが必要です。

1 スタッフ間での情報の共有

　透析医療は、スタッフが一つのチームとなってケアにあたっていく必要があるため、得られた情報をスタッフ間で共有することも重要です。患者さん個々の情報を個人で抱えてしまうと、患者さんの依存心が大きくなり、スタッフ個人で解決できない事態が生じたときに、不安や孤独感を助長させる危険性があります。スタッフ間の連絡の不手際も不安を助長させることにつながります。

2 訴えの少ない患者への対応

　ときに透析療法というストレスにさらされた患者さんが、自己の心理を抑制することでストレスを回避しようとし、うまく感情を表現することができなくなることがあります。そのような患者さんは、表面上何も問題がないような態度をとるので見過ごされやすく、突然心理的破綻をきたすことがあるので注意が必要です。訴えの少ない患者さんにも話しかけることによって、（前兆としての）

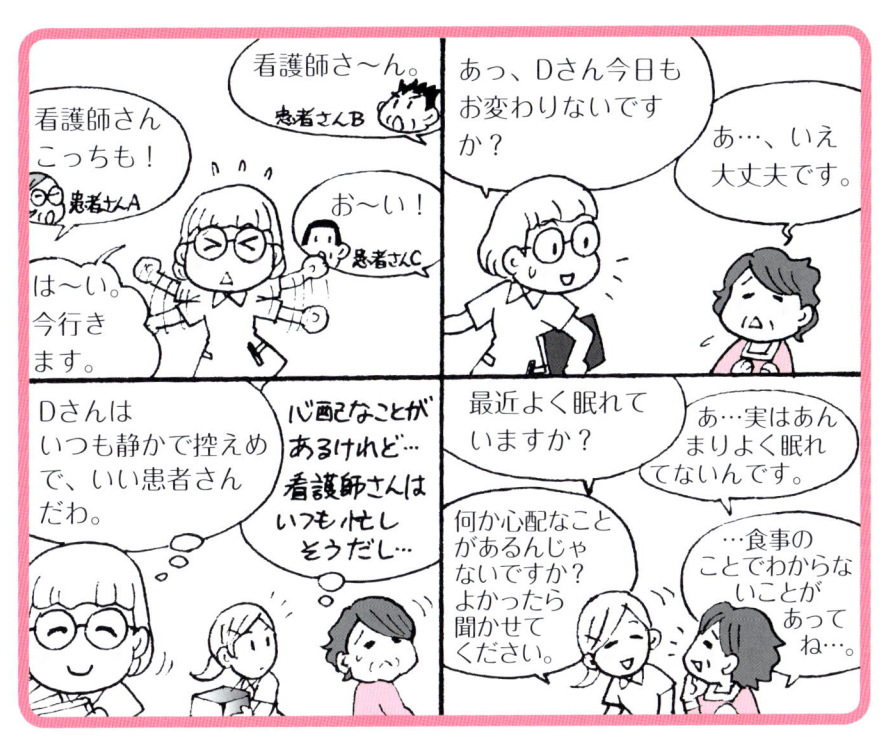

隠れた不安に気づきましょう

　一見、問題のなさそうな自己主張の少ない患者さんでも、実は食事療法に対して誤解をしていたり、不安になることがあったりするものです。訴えの少ない患者さんにこそ積極的に声かけを行いましょう。

不眠や不安がないかを確認しなければなりません。

3 スタッフから患者への情報の伝達方法

　近年の高齢化から、高齢者の透析導入患者さんも増加しています。高齢者の場合、家族が抱える介護の負担は増しており十分な配慮が必要となります。患者さんが透析療法を続けていくためには家族や周囲のサポートは欠かせません。必要なソーシャルサービスの提供も受けられるように、ソーシャルワーカーなどと連携を密にして対応しなければなりません。導入時期の不安を十分に理解したうえで、決して焦らずに患者さん自身がその不安を自分自身のなかで少しずつ解決し、透析医療を受け入れ学習していこうとする意欲を見いだせるような環境づくりを進めていくことが必要です。

　学習意欲に応じて必要な情報をわかりやすく丁寧に、正確に伝えていきます。透析療法を受け入れ、自己管理へ向けてさまざまな情報を収集していく時期には、とくに間違った知識を覚えてしまわないように配慮する必要があります。ただし、「○○さん、こうしなければいけませんよ」といった頭ごなしの指導ではなく、なぜそのように考えるのかを聞いてみましょう。それから、現在の検査データなどを正確に伝え、改善できるところはどこなのかを患者さんとともに考え、今から何ができるのかを患者さんが納得するものから開始していくべきです。医療従事者は、これから長く続くであろう透析療法に必要な医療を提供し、自己管理をサポートする役割を担っていることを心得ておかなければなりません。

栄養面でのサポート

1 導入期の栄養指導のポイント

　栄養面では保存期腎不全とは異なり、たんぱく質の摂取量が変化することを十分に理解している患者さんは意外と少ないものです。

なぜでしょうか。おそらくは、導入期にさまざまな指導を受けると思われますが、患者さんにとって導入期は精神的に動揺している時期であり、一方的な指導を受けたにすぎないのではないでしょうか。そのため間違った知識をもち続け、また、透析を拒否したいという考えから誤った自己管理をするようになるのかもしれません。事実、腎機能を考慮して保存期同様の低たんぱく質食を厳守しているケースや、体重増加を気にして食事量を意識的に減らしているケースも見受けられるのです。

医療従事者は伝えたいことを一方的に話してしまいがちですが、患者さんの心理的変化を待つことは重要なのです。現在の食事状況を会話を通して聞き出し、保存期の制限食との違いなどをわかりやすく継続的に伝えていく必要があります。寄り添う姿勢と正確な情報、適切なケアは患者さんのメンタルヘルスに非常に有効です。そのうえで栄養指導も家族を交えて行う必要があります。

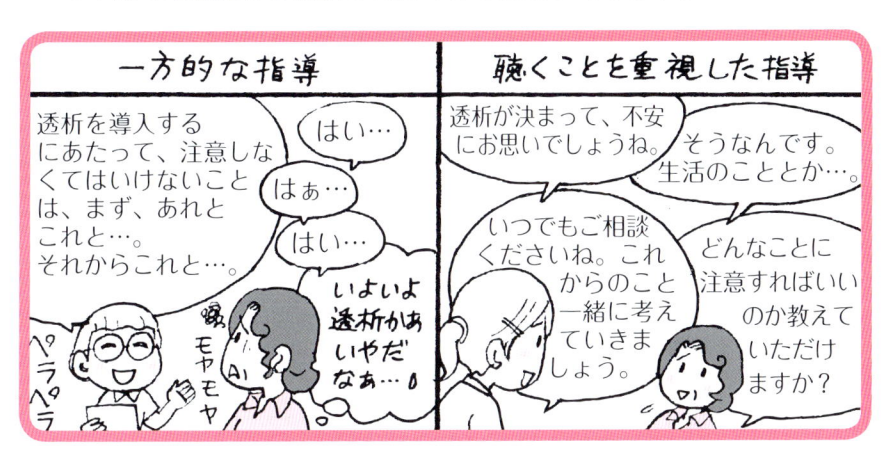

指導の始まりは話を聞くことから

多くの不安を抱えている導入期に一方的な指導を行っても、患者さんの心にはうまく届かず、効果的な指導とはなりません。対話のなかで、患者さんの気持ちを確認することから始めましょう。

高齢者は認知症などの精神症状を有していたり、体の自由が利かなかったりするなど自己管理が難しい状況にあることが多く、家族のサポートなくして自己管理や十分な治療を継続することはできません。そのため、家族には十分な情報を提供し、協力を得ながら患者さんの自己管理をサポートしていかなければなりません。

2 維持期の栄養指導のポイント

　維持期になると透析療法にも慣れ、患者さんは定期的な検査結果を意識するようになります。この時期も検査結果だけをみて指導をするのではなく、患者さんの話によく耳を傾ける必要があります。

　たとえば、リンのコントロールがよい患者さんは、栄養指導がよくなされ実践していると誤解されることがあります。しかし、実際にはリンを上げたくないなどの理由から、低たんぱく食を継続していることがあります。摂取しているたんぱく質が少ないということはリンの摂取も非常に抑えられていることを理解し、間違った栄養管理をしていないかを常にチェックする必要があります。

　水分制限をアドバイスする際には、塩分摂取により血漿浸透圧が上昇することで口渇が生じることを説明し、塩分制限をまず指導する必要があります。塩分制限がなされないままの水分制限は、口渇感だけを生じさせ長続きできるものではありません。

　また、カリウムのコントロールが悪い場合も、摂取制限だけでは解決しないことがあります。腎不全では便中へのカリウム排泄が亢進するため、便秘は高カリウム血症の原因となります。安易なカリメート®など陽イオン交換樹脂の内服は便秘を助長させ、コントロールは思ったほど良好にならず、投薬を増やすばかりか必要以上にカリウム制限を課すことになり、適切な栄養指導とはなりません。

　このように、患者さんの心理状況に応じた適切なサポートは、無理のない継続した自己管理を可能とするものであると考えられます。

資料編

資料を用意して患者さんの元へ！

　基礎編、応用編と読み進めていただきありがとうございました。

　患者さんと話した機会に伝えたことが、患者さん自身、その場ではわかっているつもりでも後で「あれ？　なんだっけ？」となることも多いはず。指導内容のポイントは紙に書いて渡すとよいでしょう。

　日々の忙しいルーチンワークのなかで、指導資料を作成する時間もままならないことでしょう。資料編では、実際に東葛クリニック病院で使用している栄養指導の資料を掲載し、そのまま使える指導ツールとして各施設で役立てていただけるように考えました。

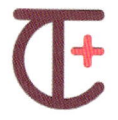

透析の食事療法

腎臓の働きと透析療法

腎臓は、そら豆の形をした、握りこぶし大、重さ約 150g ほどの小さな臓器です。

主な働きには、
① 体内でできた老廃物を体外へ排泄する。
② 体内の水分と塩分(電解質)を一定に保ち、血液を弱アルカリ性に保つ。
③ 赤血球をつくるホルモンを分泌する。
④ 血圧やカルシウムの調節をするホルモンを制御する。
などがあります。

血液透析では、人工腎臓(ダイアライザ)を介して次のようなことが行われます。

1.尿毒素を取り除く
　腎臓の代わりに、体内にたまった老廃物を取り除きます。
2.余分な水分を取り除く
　体内の過剰な水分を取り除きます。
3.電解質を整える
　Na(ナトリウム)、K(カリウム)、Ca(カルシウム)、P(リン)などの血液中の電解質を過剰であれば除去し、不足しているものは透析液から補い正常なバランスに近づけます。
4.血液 pH を調節する
　血液が弱アルカリ性になるように、透析液からアルカリ成分を補います。

透析療法と食事

正常な腎臓は 1 日 24 時間活動していますが、血液透析では短時間しか腎臓の代行はできません。それに加えて、腎臓のすべての働きを行えるものではないので、食事による調節が必要となります。透析療法を無理なく長時間良好に続けていくためのポイントは、自分の体に合った栄養補給を続けていくことです。透析食とは、各個人に必要な栄養素の補給と塩分・水分・カリウム・リンを適切に減らした食事のことです。

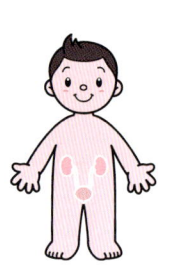

《あなたの指示栄養量》

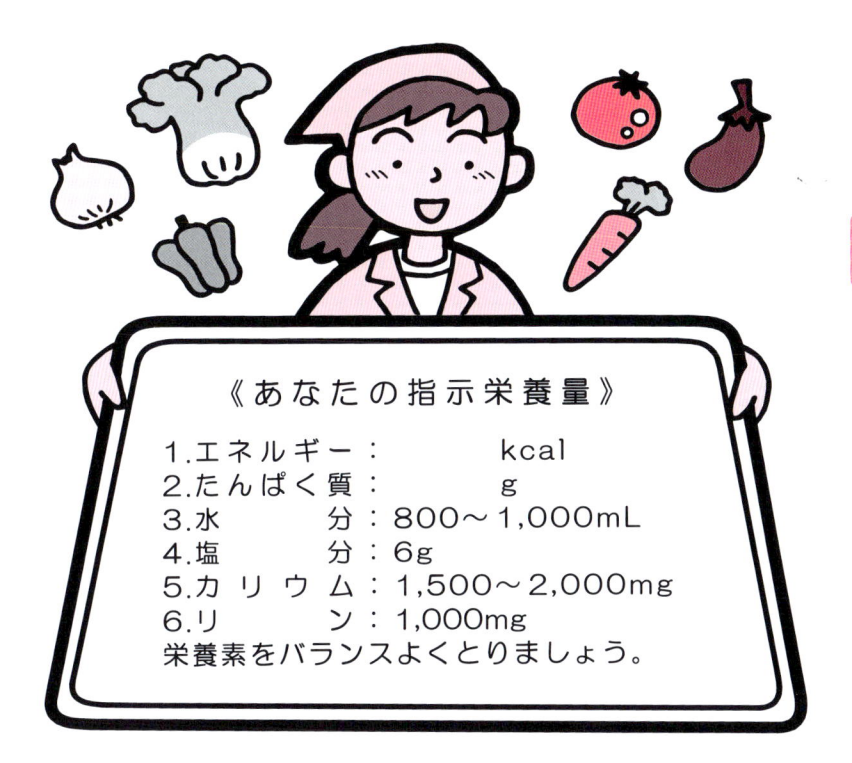

1. エネルギー：　　　　　kcal
2. たんぱく質：　　　　　g
3. 水　　分：800〜1,000mL
4. 塩　　分：6g
5. カリウム：1,500〜2,000mg
6. リ　　ン：1,000mg

栄養素をバランスよくとりましょう。

＊透析前の食事療法と比較すると、
①たんぱく質の制限が少し緩やかになります。
②水分、カリウムの制限が厳しくなります。

1. 適切なエネルギーを摂取しましょう。

1日摂取量の目安(kcal)
　　　　kcal
(27〜39kcal)×標準体重(kg)

エネルギーが不足すると、体力の低下・免疫力の低下・貧血・食欲不振などを招きます。

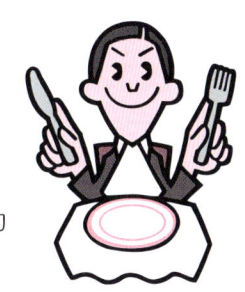

＊標準体重(kg)は「あなたの身長(m)」^{2}×22で計算します。

2.たんぱく質を適切にとりましょう。

> 1日摂取量の目安(g)
> 　　　g
> (1.0〜1.2g)×標準体重(kg)

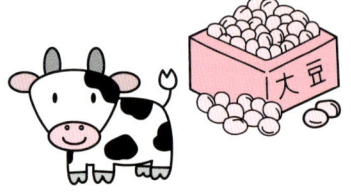

透析前に比べて制限が多少緩やかになります。透析開始後も、必要以上のたんぱく質をとると血液中の尿毒素やリンが増加し、ほかの臓器の働きを妨げるので注意が必要です。

　＊標準体重(kg)は「あなたの身長(m)」^{2}×22 で計算します。

3.水分を控えましょう。

> 1日摂取量の目安(mL)
> 800〜1,000mL
> 15mL×ドライウエイト(kg)
> もしくは
> 尿量＋500mL

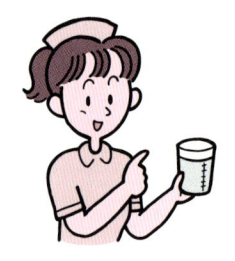

透析患者さんでは、尿量がほとんどなくなってしまうため体内に水分がたまり体重増加につながります。体重の増加は心臓や血管に大きな負担をかけます。また、「むくみ」や「血圧の上昇」にもつながります。
　＊透析終了時の目標体重を「ドライウエイト」と呼びます。
　　1日の水分量はこの体重をもとに計算します。

〜体重管理〜
「ドライウエイト」は体内に過剰水分がない状態の体重で、血圧や胸のレントゲン写真を参考にしながら医師が決めます。患者さんの栄養状態や血圧などに応じて、定期的に見直します。
※体重測定で確認できること
　①透析前：どれだけ水分が増えたかを確認し、
　　　　　　透析で取り除く水分量を決める。
　②透析後：透析で取り除かれた水分量がわかる。
　③自宅で：毎日の飲水量を確認しながら、水分管理をする。

4. 塩分を控えましょう。

> 1日摂取量の目安(g)
> 6g 未満

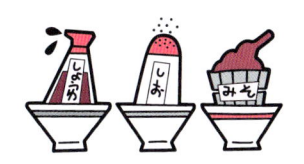

透析患者さんでは、塩分に含まれるナトリウムの尿への排泄が激減します。塩分をとり過ぎると、のどの渇きが強くなり水分をとってしまうため、体重増加、血圧上昇につながります。

5. カリウムを控えましょう。

> 1日摂取量の目安(mg)
> 2,000mg 以下

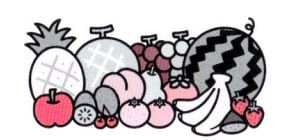

透析患者さんでは、余分なカリウムの尿への排泄が激減してしまうため制限が必要になります。血中のカリウム濃度が高くなると、手指や唇のしびれ、全身の脱力感などの症状がみられます。また、時には危険な不整脈を引き起こすこともあります。

6. リンを控えましょう。

> 1日摂取量の目安(mg)
> 1,000mg 以下
> たんぱく質(g)×15 以下

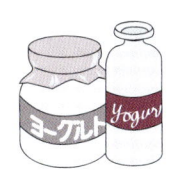

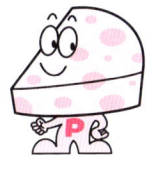

（低リン効果が期待できるのは700mg以下ですが、たんぱく質摂取量を確保し、バラエティーに富んだ食事を摂取するための目安量を示しています）

リンが体内に蓄積されると血中のカルシウム濃度が低下して骨がもろくなったり、かゆみの原因になることもあります。

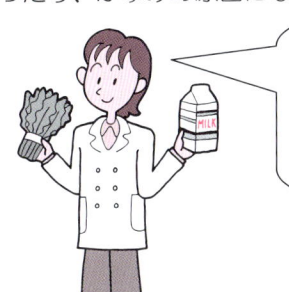

> 食事療法はすぐには効果はみえませんが、毎日の少しずつの心がけが大切です。
> 継続できる、無理のない食事療法を行ないましょう。

水分・塩分管理

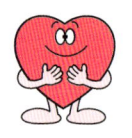

　腎臓の機能が低下すると、からだの外に排泄されるはずのナトリウム（食塩）や水分がからだにたまり高血圧を引き起こしやすくなります。高血圧は腎臓の働きを低下させる最大の原因といわれています。
　また、透析間での体重の増えが多すぎると肺水腫や心疾患になるリスクが非常に高くなってしまいます。

水分の出納

〜身体に入る水分〜
「食事（1,000〜1,200cc）」＋「代謝水（200〜300cc）」＋「飲料水」
〜身体から出る水分〜
「呼吸、汗など（500〜1,000cc）」＋「便（100〜200cc）」＋「尿量」

体重増加量＝入る水分量－出る水分量

1回の透析で除去する水分は、循環器系の負担などを考慮すると<u>ドライウエイトの5％以下</u>が理想です。
体重増加は<u>ドライウエイトの3〜5％以内</u>に納まるようにしましょう。

☆ドライウエイト（DW）と心胸比（CTR）について☆
　ドライウエイトとは個々に最も合った体重（体内に余分な水分がない状態）のことで、次に示す心胸比や透析歴、体調などさまざまな要因から決定されます。水分をとり過ぎると循環器系へ負担が生じ、1回の透析では元に戻りにくい状態となるので注意が必要です。

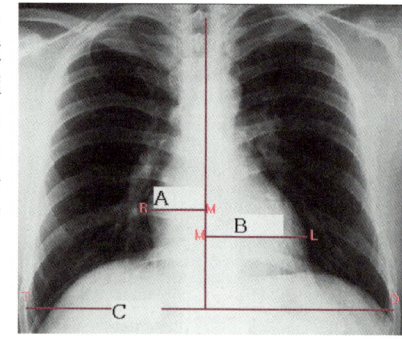

心胸比（CTR）

　胸郭の幅に対して心臓の幅がどれくらい占めているのかの割合を、胸のレントゲン写真で測定します。
（A＋B）÷C×100で計算します。
　＊年齢、肥満、高血圧、動脈硬化の程度等により異なりますが、40〜50％程度を目標とします。

水分のとり方

　食事療法の中心は、水分制限・塩分制限になります。水分の摂取量は、尿量の有無によって大きく変わります。
1日の水分量は、
「尿量＋500mL」または、「15mL×ドライウエイト＋尿量」を守りましょう。
～水分制限の工夫・ポイント～
① のどが渇いたときは、冷たいレモン水や酢水でうがいをしましょう。
② 果物・野菜は80～90％が水分です。
③ 水分の補給は氷を数個口に含んだり、お茶を少量飲むようにしましょう。
④ 水分の多い食事をとったら、飲み水を少なくしましょう。
⑤ 体重増加の多い時は、パン食や餅にしましょう。
⑥ 麺類やカレー、鍋物など水分の多い食事は1日1回以内にしましょう。
⑦ 塩辛い食事はのどが渇き、水が欲しくなるので決められた塩分を守りましょう。
⑧ お粥は同量でご飯の1.3倍の水分量があるので、具合の悪いとき以外はなるべく食べないようにしましょう。
⑨ ウエットケアなど、お口のうるおいスプレーもあります。
＊普段使用しているコップや湯のみで何杯になるのか(大体コップ1杯200mL)確かめておくか、容量が分かるペットボトルなどを利用するのもよいでしょう。
＊口渇時には、「うがいをする」「氷を食べる」などと工夫するのもよい方法ですが、うがいは1回に15～20mL、氷は1個約20mLの水分摂取量があることを知っておきましょう。

塩分量と減塩のための工夫

　日本人の平均食塩摂取量は12～13g/日と言われていますが、透析患者さんでは、半分の6g/日未満に抑えることが適当と言われています。
　健常人では、消化管から吸収された食塩は全量が尿中に排泄されます。しかし、透析患者さんでは全量が排出されるのではなく、体内に食塩が蓄積されてしまいます。
1日の塩分量は、
　「6g/日未満」。塩分は指示された量を守りましょう。

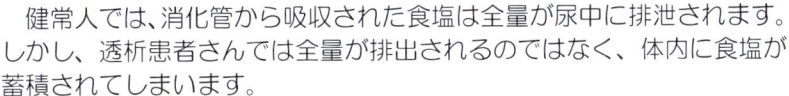

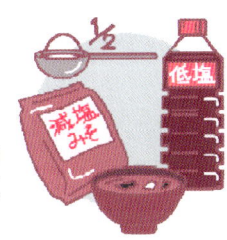

香りのある材料を使いましょう。
塩味を食材のもつ香りにおきかえることで、塩を控えることができ、味や色彩に変化をつけることができます。
木の芽・青じそ・ゆず・パセリ・ごまなど。

酸味を上手に使いましょう。
酸味はちょっと補いたい塩分のかわりに、また塩分を引き立てるうえで効果的です。
食酢・果実酢・レモン・すだちなど。

新鮮な食材を選びましょう。
新鮮な野菜は、味付けをしなくてもおいしく食べられます。また、鮮度の高い魚は、薄味でも魚そのものの持ち味を生かすことができます。

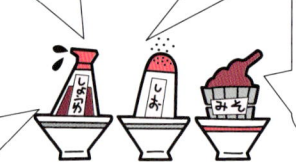

香ばしさを利用しましょう。
魚や肉などを焼いて、程よい焦げ目をつけるとうまみや香ばしさがつくられます。

だしのうまみを利用しましょう。
煮物などは、昆布とかつおの濃いめのだしでしっかり煮含めると薄味でも材料の持ち味を生かせおいしく食べられます。昆布・かつお・干ししいたけなど。

香辛料を上手に使いましょう。
香辛料の利用によっておいしさが増加します。
わさび・しょうが・カレー粉・こしょうなど。

油を使った料理を工夫しましょう。
揚げ物料理は、食材のうまみを油でとじ込め逃がさないようにします。また、炒めものに少量のバター、和え物にごま油を利用することでコクと風味が加わります。

減塩をより効果的にする工夫
- 塩味は重点的な味付けで。すべての料理を薄味にすると、味の満足感が得られません。味付けにメリハリをつけるとよいでしょう。
- 味付けは表面にすると、濃く感じられます。
- 熱いものは熱く、冷たいものは冷たく、適温で食べましょう。
- しょうゆやソースは直接料理にかけないで、一度お皿に出してつけて食べましょう。
- 卓上には、しょうゆは置かず、だし割しょうゆを用意しましょう。
- 汁物などは汁を少なめにし、具だくさんにしましょう。
- 麺類のスープは、思い切って残す努力をしましょう。
- 香辛料・酸味・油などの風味を生かしましょう。
- かまぼこ、はんぺん、薩摩揚げなど魚の練り製品や、ハムやベーコンといった肉の加工食品も塩分の多い食品です。練り製品・加工品は控えめに。

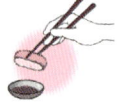

食品中に含まれる塩分

食品	分量	塩分	食品	分量	塩分
食塩	小さじ1杯 6g	6.0g	みそ	甘・大さじ1杯 18g 辛・大さじ1杯 18g	1.1g 2.1g
ウスターソース	大さじ1杯 18g	1.5g	しょうゆ	こいくち大さじ1杯 18g うすくち大さじ1杯 18g	2.6g 2.9g
マヨネーズ	大さじ1杯 12g	0.3g	バター（有塩）	大さじ1杯 12g	0.2g
梅干し（調味漬）	1個 約5g	約0.4g	食パン	6枚切り2枚 120g	1.6g
乾そうめん	1束 40g	1.5g	めざし（生）	2尾 30g	0.8g
焼ちくわ	1/2本 60g	1.3g	ウインナーソーセージ	3本 45g	0.9g
かまぼこ（蒸し）	3切れ 60g	1.5g	タラコ（生）	1はら 70g	3.2g
ベーコン	薄切り3枚 30g	0.6g	のりつくだ煮	小さじ1杯 8g	0.5g
インスタントラーメン	1袋 85g	5.4g	ゆでうどん	1玉 200g	0.6g

資料編　東葛クリニック病院患者指導資料（水分・塩分管理）

高カリウム血症

カリウムとは… どうしてカリウム制限が必要？

血液中には電解質というものが含まれています。電解質とは、体液中に含まれる無機イオンのうち、Na（ナトリウム）・K（カリウム）・Cl（塩素）・Ca（カルシウム）・P（リン）などを総称する言葉です。

カリウムは、心臓機能や筋肉機能の調節や、細胞内液の浸透圧が一定に保たれるように調節しています。

腎臓の機能が低下すると、体の外に排出されるはずのカリウムが体にたまり高カリウム血症を引き起こしやすくなります。高カリウム血症を予防し、腎臓病が進行しないようにするため、カリウム制限は必要です。

血清カリウム値と危険度

血清カリウム(mEq/L)	危険度
6.5以上	危険
5.6〜6.4	注意
5.5以下	安全

〜血液中のカリウムが高いときの症状〜

① 手指、口唇がしびれる
② だるい
③ 胸がくるしい
④ 口がこわばり、ものが言いにくい
⑤ 意識がなくなる
⑥ ひどくなると心臓がとまる

＊カリウムが高くなる原因＊

・カリウムを多く含む食品のとり過ぎ。
・食欲不振などによるエネルギー不足。
・消化管出血（食生活とは無関係に高くなる）

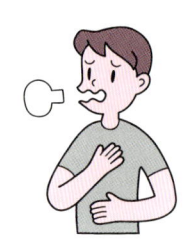

など...

カリウムを減らす工夫や注意点

①カリウムは水に溶けやすい性質があります。
野菜や芋類は茹でこぼしましょう。
約6分で1/2、10〜20分で1/3に減らすことができます。
※ 電子レンジによる加熱や蒸しても火は通りますが、カリウムは減りません。

②生野菜は、水にさらしましょう。
細かく切って水にさらすことで調理前の約1/5になります。

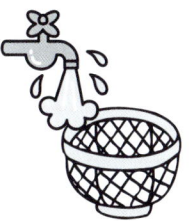

〜カリウムをより効率的に減らすために〜
・できるだけ小さく切り、水に触れる部分を増やしましょう。
・たっぷりの水、お湯を使いましょう。
・茹でこぼしや水にさらした後は、水気をよくきりましょう。

③生の果物はカリウムを多く含みます。缶詰の果物はシロップを残せば、生の1/2〜1/3まで減らせます。

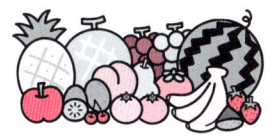

④週末など、中2日あいた時は特にカリウムに注意しましょう。

⑤エネルギー不足にならないようにしましょう。

⑥「だし」は種類によってカリウム含有量が異なります。
海藻類にはカリウムが多く含まれているので、昆布だしは高めです。
煮干しだしや、かつおだしは比較的カリウムは少なめです。

	煮干しだし	かつおだし	かつお昆布だし	昆布だし
100g当たりのカリウム量(mg)	25	26	63	140

⑦少し少しの積み重ねで高カリウム血症は防げます。カリウムを多く含む食品を知っておきましょう。

食品に含まれるカリウム

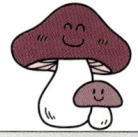

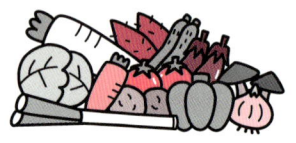

動物性食品

食品名		目安量	カリウム(mg)
牛肉	肩ロース	薄切り1枚　40g	104
鶏肉（若鶏）	ささ身	1本　40g	168
	もも肉	一口大2切れ　40g	108
魚	あじ	中1尾　150g	555

豆類

食品名	目安量	カリウム(mg)
納豆	1パック　40g	264
大豆(ゆで)	50g	285
木綿豆腐	1/6丁　50g	70

いも類

食品名	目安量	カリウム(mg)
さつまいも(生)	1/4本　60g	282
さといも(生)	中1個　40g	256
じゃがいも(生)	80g	328
長いも(生)	50g	215

野菜類

食品名	目安量	カリウム(mg)
白菜	150g	330
かぼちゃ	50g	225
ブロッコリー	40g	144
きゅうり	30g	60
トマト	50g	105
キャベツ	40g	80
ほうれん草	1/2束　100g	690

きのこ類

食品名	目安量	カリウム(mg)
マッシュルーム(水煮缶詰)	30g	26
なめこ水煮	30g	30
しいたけ	20g	56
ぶなしめじ	20g	76
えのきたけ	40g	136

缶詰や水煮は漬け汁にカリウムが溶け出ているため、比較的カリウムは少なくなります。

果物類

食品名	目安量	カリウム(mg)
みかん(生、皮むき)	小1個　90g	135
みかん(缶詰)	20粒　90g	68
バナナ(生、皮むき)	小1本　45g	162
バナナ(乾燥)	25g	325
イチゴ	小3粒　45g	77
スイカ(可食部のみ)	100g	120

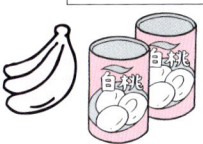

缶詰の果物は、シロップにカリウムが溶け出ているので、少なくなっています。
ドライフルーツは栄養成分が凝縮されているので、少量でもカリウムを多く含みます。

お菓子

食品名	目安量	カリウム(mg)
ポテトチップス	100g	1,200
ミルクチョコレート	6粒　36g	158
ビスケット	2枚　8g	11
せんべい	2枚　20g	12
練りようかん	60g	14
マシュマロ	15g	微量（0.2）

いもや豆を使用したお菓子はカリウムが多いです。
ナッツ類にもカリウムが多く含まれています。

飲み物

食品名	目安量	カリウム(mg)
トマトジュース	100mL	260
100%オレンジジュース	100mL	180
ほうじ茶	100mL	24
コーヒー	100mL	65
紅茶	100mL	8
玉露	100mL	340

玉露やトマトジュースは特にカリウムを多く含みます。

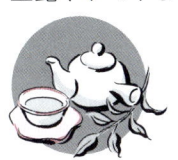

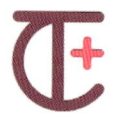

高リン血症

リンとは…

血液中には電解質というものが含まれています。電解質とは体液中に含まれる無機イオンのうち、Na（ナトリウム）・K（カリウム）・Cl（塩素）・Ca（カルシウム）・P（リン）などを総称する言葉です。リンは成人の体内に約500～900g（体重の約1％）含まれます。その90％は骨や歯を作っていて、カルシウム代謝と深い関わりがあます。
また、細胞・遺伝子の成分やエネルギーの成分となり、生体にとっては不可欠な栄養素です。

高リン血症の原因と症状

体の中に取り込まれたリンは、腎臓の働きによって尿中へ排泄されるしくみになっています。腎機能が低下している場合、リンを排泄することができず体の中にたまってしまいます。

① 骨粗鬆症：リンの増加とカルシウムの減少および活性型ビタミンDの減少は副甲状腺ホルモンを増やし、骨を溶かして骨折しやすくします。

② 異所性石灰化：骨から溶けだしたカルシウムとリンが結合し、骨以外の血管や筋肉に沈着してしまいます。これを石灰化といい、血管の壁で石灰化が起こると心筋梗塞・心不全などを引き起こし、生命に危険が及ぶ場合があります。

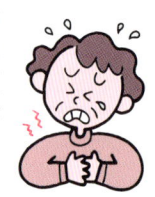

血液中のリンはどれくらいに保てばいいの？

腎臓が正常な人の血液中のリン濃度は 2.5～4.5mg/dL ですが、透析患者にとっては 3.5～5.5 mg/dL の範囲が最適と考えられています。またこの値は血液中のカルシウム濃度とも関連があり、カルシウム濃度は 8.5～9.5 mg/dL に保たれ、カルシウムとリンの濃度をかけ合わせた値（カルシウム×リン）＝55以下（できれば 45 以下）が動脈硬化を予防するうえで良いと考えられています。

リンコントロールの食事の注意点

～リンの流れ～

　通常、1日の食事からは約800mgのリンが体内に取り込まれます。約150mgが腸から、残りの650mgが腎臓から排泄されます（1日の食事中にリンが約1,200mg含まれる場合）。

　一方、透析患者さんでは、腎臓からの排泄はなく、代わりに1回の透析で、800～1,000mgのリンが除去されます。毎日24時間働いている腎臓の代わりを透析だけで補うことはできません。

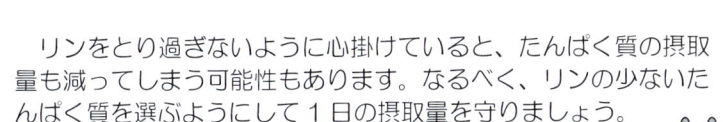

　リンをとり過ぎないように心掛けていると、たんぱく質の摂取量も減ってしまう可能性もあります。なるべく、リンの少ないたんぱく質を選ぶようにして1日の摂取量を守りましょう。

リンが高くなっていたら…

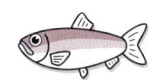

＊リン高値時のチェックポイント＊

① たんぱく質を多く含む食品をとり過ぎていませんか？
② 乳製品や加工品のとり過ぎはありませんか？
③ レバー等の内臓類、卵類はとり過ぎていませんか？
④ 小魚など骨ごと食べる魚類のとり過ぎはありませんか？
⑤ リン吸着薬の飲み忘れはありませんか？　飲んでいても食事タイミングとのずれはありませんか？

リン吸着薬とは…

　食事に注意していても、体内のリン量を正常化できない場合は、リン吸着薬を服用します。

　リン吸着薬を食直前あるいは食直後に服用すると、腸内で薬が食事中のリンと結合し、腸からのリンの取り込みが抑えられます。

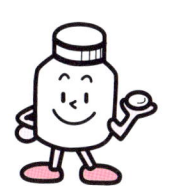

　※医師・薬剤師の指示の通り、服用してください。

資料編　東葛クリニック病院患者指導資料（高リン血症）

リンを多く含む食品を知っておきましょう。

―― リンの摂取量が多くなりやすい食品に注意する ――

・乳製品

牛乳　100cc　　　ヨーグルト　100g　　　プロセスチーズ　25g
　　　　　　　　　　　　　　　　　　　　　（6Pチーズ　1個）

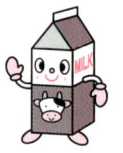

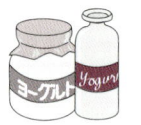

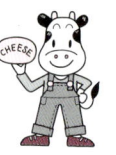

P…93mg　　　　　P…100mg　　　　　　P…183mg

・レバー類・卵類

鶏レバー　100g　　鶏卵　60g　　たらこ　50g　　うに　100g

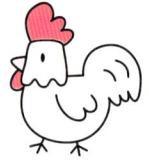

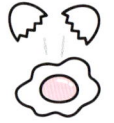

P…300mg　　　　P…108mg　　　P…195mg　　　P…390mg

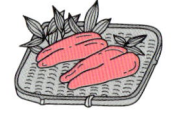

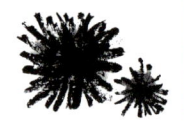

・豆類

大豆（乾）20g　　納豆　1パック　40g　　ピーナッツ　8g

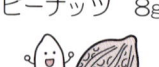

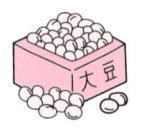

P…116mg　　　　P…76mg　　　　　　　P…30mg

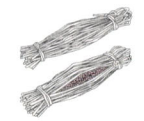

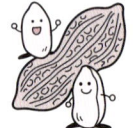

・魚介類　　～～骨ごと食べる魚に注意！！！～～

これらの食品はカルシウムが多く含まれますが、リンの含有量も多いので注意が必要です。

わかさぎ　100g　　　煮干し　15g　　　　　ししゃも　30g
P…350mg　　　　　P…225mg　　　　　　P…129mg

―― 加工食品（食品添加物）を控える ――

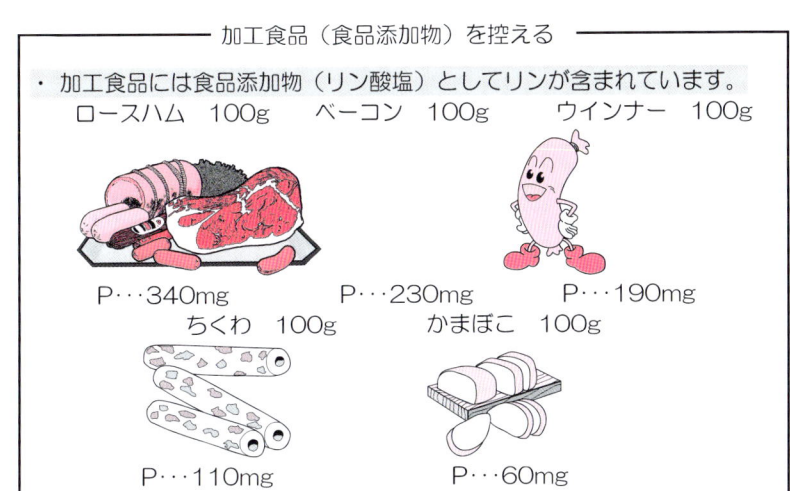

・加工食品には食品添加物（リン酸塩）としてリンが含まれています。

ロースハム　100g　　　ベーコン　100g　　　ウインナー　100g

P…340mg　　　　　　P…230mg　　　　　　P…190mg

ちくわ　100g　　　　かまぼこ　100g

P…110mg　　　　　　P…60mg

☆主食の選び方にもリンを控えるポイントがあります☆

ご飯　150g　　　　食パン　60g　　　　うどん（茹）　200g
　　　　　　　　　（6枚切1枚）　　　　（1玉）

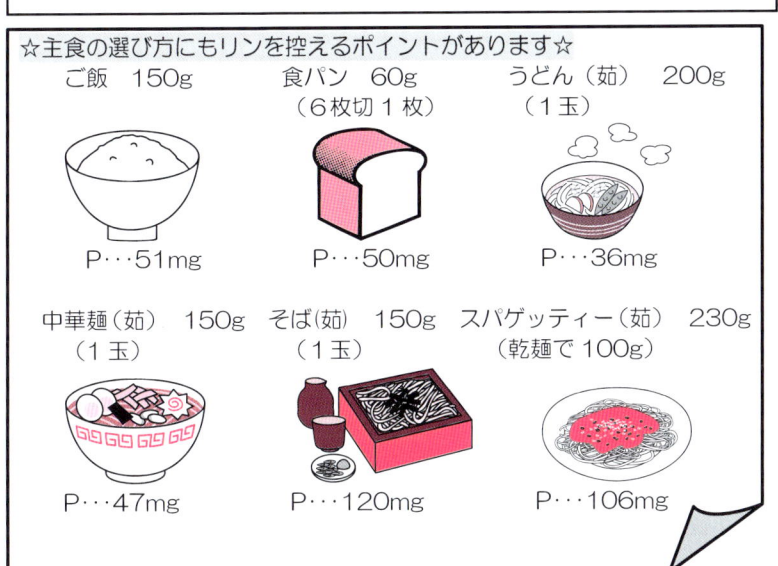

P…51mg　　　　　　P…50mg　　　　　　P…36mg

中華麺（茹）　150g　そば（茹）　150g　スパゲッティー（茹）　230g
（1玉）　　　　　　（1玉）　　　　　　（乾麺で100g）

P…47mg　　　　　　P…120mg　　　　　　P…106mg

資料編　東葛クリニック病院患者指導資料（高リン血症）

腎性貧血

①腎性貧血とは…

腎機能低下により、腎臓から分泌される**造血ホルモン（エリスロポエチン）産生が低下**し、赤血球産生低下、貧血となります。また、尿毒素の蓄積でも赤血球寿命が短縮します。

ほかにも貧血の原因として下記の内容があります。

- 食事制限・食欲低下・低栄養
- ビタミン欠乏（C、B_6、B_{12}）
- 副甲状腺機能亢進症
- 鉄欠乏
- カルニチン欠乏
- 銅欠乏
- 葉酸欠乏
- アルミニウム過剰
- 透析されている人の場合は、ダイアライザへの残血
- 感染・炎症

維持透析における貧血の原因
- 鉄・銅欠乏
- 赤血球寿命の短縮
- エリスロポエチン産生低下
- 感染・炎症
- アルミニウム血症
- 血液喪失（残血）
- 葉酸欠乏
- 低栄養
- カルニチン欠乏
- 副甲状腺機能亢進症
- ビタミン欠乏（C,B_6,B_{12}）

※ビタミンCの摂取量により蓚酸蓄積を招くので注意が必要

②貧血を調べる検査

●Hb(ヘモグロビン値)：8.5〜11g/dL

Hb値は10g/dL以上あることが望ましいです。ヘモグロビンに酸素や二酸化炭素が結合することで、酸素や二酸化炭素の運搬ができます。ヘモグロビンの量が少ないと酸素の運搬がうまく行われません。

●Hct(ヘマトクリット値)　血液中の赤血球の割合＝血の濃さ

Hct値が低いということは赤血球が少ないことを意味します。透析患者さんでは、シャント閉塞などのトラブルを避けるためにも高すぎず低すぎない25％以上34％未満を目標にします。

●フェリチン(貯蔵鉄)　鉄を細胞内に貯蔵する能力の指標

●Fe(血清鉄：血液中の鉄分)

エリスロポエチン製剤を使用している場合は、造血が進むので、鉄の消費が激しくなります。

③貧血を改善する食事とは…

　維持透析を施行している人の貧血は、腎機能低下のため造血を促すエリスロポエチンの分泌が減少して起こる腎性貧血が主ですが、原因は複合的であり、不足すれば補わなければなりませんが、蓄積する栄養成分もあるので注意が必要です。
　食事因子では、鉄欠乏が多くみられます。鉄は吸収し難い性質があり、日常生活の中で常に意識することが大切になります。
　しかし栄養は、一人一人で異なり、一つの事だけ気を付けていれば解決するという問題ではありません。
　最後に造血に必要な栄養素を挙げていますが、書いてある食品名にこだわるのではなく、まずは、3食きちんと食事をとり、必要なエネルギー量を確保することが先決です。

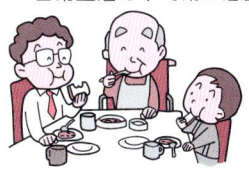

（1）鉄の吸収について

ヘム鉄

動物性食品

- 肉(牛、豚、鶏、馬)・レバー
- 卵黄
- 赤身の魚(煮干し、ワカサギ、ニシン、マグロ、カツオ)
- イカ、牡蠣、海老、アサリ

吸収率：15～25％

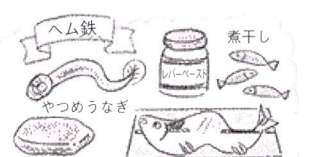

非ヘム鉄

植物性食品

- 緑黄色野菜(ほうれん草、ニラ)
- 切り干し大根
- 海藻(海苔、ひじき、昆布)
- 種実(アーモンド、ピーナッツ、ごま)
- 大豆製品、そら豆

吸収率：5％

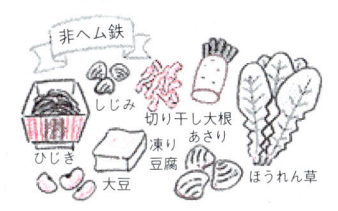

　鉄の吸収は、まず十二指腸と空腸の近位部で行われます。鉄は体内で吸収されにくく、吸収率は平均10％程度です。
　食事で摂取できる鉄は、肉や魚などの動物性食品に含まれる「ヘム鉄」と

野菜や穀類、海藻類などの植物性食品に含まれる「非ヘム鉄」の2種類があります。
　貧血の改善には、栄養、鉄分などに気をくばる必要がありますが、腎性貧血を改善する手段としてエリスロポエチンを外から補充する療法が行われるのが一般的です。エリスロポエチン製剤を使用することによって、鉄の利用率が高まり、鉄の需要量が増すことで、鉄欠乏性貧血の状態になる場合があります。

（2）造血に必要な栄養素

鉄	牛レバー　豚レバー　鶏レバー　牛や豚の赤身肉　いわし　まぐろ（赤身）　かつお　貝類　海藻類　豆類　緑黄色野菜
銅	牛レバー　牡蠣　大豆　チョコレート　ココア　きくらげ
ビタミン B_2	牛レバー　豚レバー　卵黄　春菊　ほうれん草　セロリー　ニラ　干し椎茸　胚芽米
ビタミン B_6	牛レバー　牛肉　豚肉　鶏肉　たら　鮭　ひらめ　いわし　たこ　いか　バナナ
ビタミン B_{12}	牛レバー　豚レバー　牛肉　豚肉　牡蠣　卵黄　粉乳　納豆
ビタミンC	新鮮な果物（レモンなどの柑橘類）　野菜類
葉酸	牛レバー　豚レバー　鶏卵　牡蠣　ほうれん草　ピーナッツ　アーモンド　小豆　えんどう豆
たんぱく質	肉類　魚介類　卵類　牛乳・乳製品　大豆製品

※注意…下線の引いてある食品はカリウムやリンも多く含んでいるので　1回量が多くならないように！！

（3）食品中の鉄含有量

食品	鉄量（mg）		食品	鉄量（mg）	
あさり(水煮缶)	30g	11.3mg	乾燥ひじき	大さじ2杯	5.5mg
豚レバー	60g	7.8mg	茹で大豆	100g	2.0mg
牛肩ロース(赤肉)	60g	1.4mg	ごま	大さじ山盛	1.8mg
キハダマグロ	50g	1.0mg	ほうれん草	1/3束	2.0mg
かき(むき身)	50g	1.0mg	切り干し大根	20g	1.9mg
卵	1個	0.9mg	小松菜	100g	2.8mg

女子栄養大学出版部　食品成分表 2012

（4）上手に鉄分をとるポイント

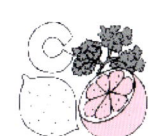

●鉄分と良質なたんぱく質を補給します。

●野菜や果物に含まれるビタミンCと非ヘム鉄を一緒にとると、非ヘム鉄の吸収をよくします。サプリメントでの過剰摂取は望ましくありませんが、新鮮な野菜や果物を適量とりましょう。柑橘類などの酸味の強い食品を摂取することで、胃酸の分泌を促進し、鉄の吸収が高まります。よく噛んで食べることで胃酸分泌が促進します。

●鉄製の鍋やフライパンで調理することで、鉄が少しずつ溶け出して、自然に鉄分が摂取できます。酢やケチャップなどの酸を使用すると、鉄が溶け出しやすくなります。

食事からの鉄分は10mg/日以上摂取するように心がけましょう。

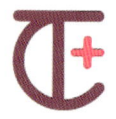

糖尿病透析の食事管理

　透析に導入された患者さんの原疾患の第一位は糖尿病性腎症となっています。糖尿病由来の透析患者さんでは、糖尿病および腎障害の2つの病気を考慮した生活管理・食事管理が必要になります。

　人工透析において最終代謝産物を効率よく除去することができます。しかし、飲食量が多すぎたりすると代謝産物や水分、塩分、カリウム、リンなどが体内で異常にたまってしまいます。
　また、透析を受けるようになっても、元の病気である糖尿病が消滅したわけではありません。もし、糖尿病のコントロールが悪いと合併症(網膜症・神経障害・動脈硬化)が進行してしまいます。血糖値を良好に維持して合併症を予防するには、なんといっても食事療法が土台となります。

糖尿病患者の透析と生活管理のポイント

① 血糖の管理
　高血糖は口渇になり、水分摂取・高血圧の要因となるため、血糖の適切なコントロールが必要です。
　(空腹時血糖値を140mg/dL以下、できれば120mg/dLに保つことが望ましい)

② 血圧の管理
　高血圧になると、体のむくみを起こしやすくなります。原因となる塩分・水分量の摂取管理が大切です。
　(最高血圧150mmHg以下、最低血圧90mmHg以下に保つことが望ましい)

③ 塩分・水分の管理
　高血糖による口渇により水分摂取が多くなる傾向がありますので、しっかりした血糖・塩分・水分管理が必要です。透析間の体重増加はドライウエイトの5%以内におさめましょう。

糖尿病患者の透析と食事のポイント

　食事のポイントは、原則的には通常の透析患者さんと同じです。糖尿病患者さんは長年にわたりエネルギー制限を行ってきているため、「食べないことは良いことだ」という潜在意識があり、栄養不良に陥ることも少なくありません。

① 水分・塩分は控えましょう。
　水分をとり過ぎると、透析中に副作用（低血圧・嘔気など）が生じやすく、その後の合併症（肺水腫・心不全など）も心配されます。

食塩の摂取量は1日6g未満

尿の出ない人は、1日の食事外水分（お茶やお水）の摂取量を
15mL×ドライウエイト(kg)程度（50kgなら750mL）以下
（これ以上では、体内水分貯留による危険が生じます）

―――― 水分・塩分管理のStep1・2 ――――

Step1．まずは、塩分の摂取を控えましょう。
塩分をとると、のどが渇き自然に水分をとりたくなります。
塩分過剰の原因…食塩、しょうゆ、加工品、みそ汁、漬物、麺類など

Step2．余分な水分の摂取を避けましょう。
塩分をとり過ぎると、自然に水分をとりたくなります。
そこで水分をとると、次に塩分をとりたくなる…
こうして水分と塩分の悪循環となり、体重が増加してしまいます。

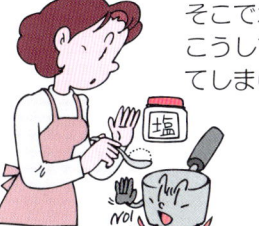

資料編　東葛クリニック病院患者指導資料（糖尿病透析の食事管理）

② カリウムのとり過ぎに注意しましょう。
　　カリウムは筋肉や神経にとって重要な物質です。しかし、透析患者さんの場合、余分なカリウムが尿中に排泄されないため、高カリウム血症となるおそれがあります。また、不整脈や呼吸困難などの重い症状を引き起こしかねません。

> カリウムは1日2,000mg以下におさえましょう。

〜カリウム高値時のチェックポイント〜
1. 野菜、フルーツをとり過ぎていませんか？
2. 肉や魚、牛乳などの副食のとり過ぎはありませんか？
3. 種実類（ピーナッツ・アーモンドなど）、大豆製品（納豆・きな粉・煮豆など）のとり過ぎはありませんか？
4. 芋類は食べ過ぎていませんか？
5. 海藻類は食べ過ぎていませんか？
6. カリウムの多い飲み物（100％果汁のジュース・トマトジュース、野菜ジュース・抹茶・ココアなど）のとり過ぎはありませんか？

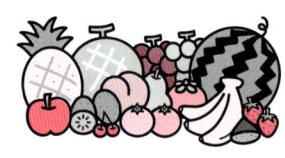

③ 炭水化物・脂質・たんぱく質を適正にとりましょう。
　　炭水化物・脂質・たんぱく質は三大栄養素と呼ばれ、身体を維持し活動のエネルギー源となる最も大切な栄養分です。

炭水化物
エネルギー源（活力のもと）になります。
ご飯・パンなどの主食は毎食摂取しましょう。
ただし、砂糖・はちみつ・あめなどの糖質のとり過ぎは血糖コントロールによくありません。

脂質
エネルギー源（活力のもと）になります。
ただし、油のとり過ぎ（バターや脂身の多い肉類など動物性の油脂）は動脈硬化を進展させる危険があるので注意しましょう。

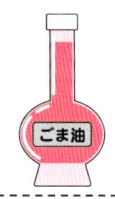

> **たんぱく質**
> 骨や筋肉などからだの構成成分となります。
> たんぱく質をとり過ぎると老廃物やリン、カリウムなどが体にたまってしまうので注意しましょう。

> **ビタミン・ミネラル**
> からだの調子を整え、三大栄養素をうまく利用するにはビタミンやミネラルが必要です。
> ただし、カリウムやリンが多い食品は控えましょう。

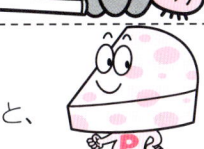

④ リンのとり過ぎに注意しましょう。
　　腎機能の低下によりリンが体内に蓄積されると、骨がもろくなったり、血管が硬くなります。

リンコントロールのStep1・2

Step1．たんぱく質は適正量をとりましょう。
　　　　リン吸着薬の服用も忘れずに。
Step2．リンの多い食品をとり過ぎないようにしましょう。
　　　　乳製品（牛乳、ヨーグルト、チーズなど）をとり過ぎない。
　　　　レバー、卵類（鶏卵、いくらなど）をとり過ぎない。
　　　　しらす干し、ししゃもなど骨ごと食べる小魚をとり過ぎない。

糖尿病性腎症の合併症

糖尿病性腎症の合併症としては、
・目の障害(白内障、糖尿病性網膜症など)
・循環器障害(動脈硬化、高血圧、心筋梗塞など)
・神経障害(自律神経障害、手足のしびれなど)
などがあります。これらは糖尿病が進行して起こる障害で、血糖・栄養の管理など規則正しい生活が予防につながります。

高尿酸血症

①高尿酸血症とは

　尿酸値が7mg/dL以上の状態を指します。尿酸とは肝臓でプリン体という物質が分解されて残った老廃物で、腎臓から尿に混じって排泄されます。尿酸値が高くなるほど、尿酸が血中に溶けていることができなくなり、固体となって関節内や皮下組織、腎臓などに結晶化します。固体化した尿酸は針状であり、身体の中から針で刺されているような痛みを伴います。これが痛風のはじまりです。
透析患者さんでは、尿酸値が10mg/dLを超えても痛風発作を起こす例は少ないようですが、循環系への沈着を考えると、高すぎるのは好ましくありません。

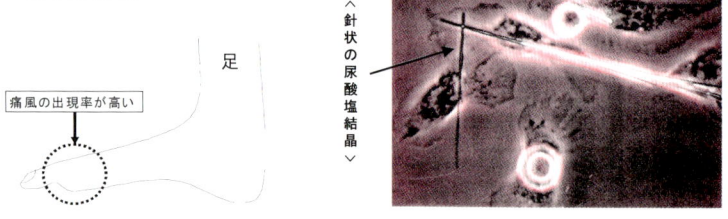

〈針状の尿酸塩結晶〉

足
痛風の出現率が高い

参考資料：高尿酸血症・痛風の治療ガイドライン第1版（日本痛風・核酸代謝学会）

②尿酸値が上昇するしくみ

体内で合成：食事 ＝ 6：1

【　尿酸の排泄低下　】
尿酸は、尿からは便の約4倍も多く排泄されています。腎機能低下では尿量減少により、尿酸が排泄されず、上昇する場合があります。

体内の尿酸プール
800～1,200mg/日

【　肝臓での産生亢進要因　】
●アルコール・果糖（果物）摂取
●食事からのプリン体摂取
●遺伝
●無酸素運動
　（息がきれるような激しい運動）

尿中排泄
400～800
mg/日
＞
便中排泄
200mg/日

③食事療法のポイント

（1）エネルギーのとり過ぎに注意しましょう。

　糖質（果糖、砂糖、蜂蜜）や脂質のとり過ぎも高尿酸血症を招く原因となります。バターや生クリーム、ラード（豚脂）、ヘット（牛脂）などの動物性脂肪は避け、植物性油を使用しましょう。

　肥満、特に内臓脂肪の蓄積と血清尿酸値との間には関係があり、肥満者は内臓脂肪の蓄積に伴って血清尿酸値が上昇します。体重減少に伴い、血清尿酸値が低下することがあります。

（2）アルコールは基本的には控えましょう。

　どうしても飲みたいときは1日200kcal程度とし、休肝日をもうけましょう。
・ビール 350mL（1缶）　・焼酎 120mL（2/3合）
・日本酒 180mL（1合）　・ワイン 200mL（グラス1杯）
・ウイスキー 60mL（ダブル1杯）

　ビールはメーカーにもよりますが、500mLでプリン体を25～35mg含有しています。地ビールはプリン体が多く、500mLで80mg含有されている物もあります。

（3）プリン体のとり過ぎに気を付けましょう。

高プリン食品[※1]	食品
プリン体極めて多い（300mg以上）	鶏レバー、鰯干物、白子、あんこう肝
プリン体多い（200～300mg）	豚・牛レバー、鰹、鰯、海老、鯵・秋刀魚干物

[※1]100g当たりプリン体を200mg以上含むものを高プリン食品とよび、プリン体として1日400mgを超えないようにしましょう。

・納豆1パック中のプリン体含有量は45.6mg程度のため、とり過ぎなければ問題ありません。

・サプリメントのローヤルゼリーやビール酵母に多く含まれている場合があるので、継続摂取している人は注意が必要です。

④調理のポイント

●肉は網焼きにするなどして油を落としましょう。煮込んで冷蔵庫で冷やすと脂質が固まるため、その脂質を取り除きましょう。
●尿をアルカリ化させましょう。尿のpHをアルカリ性に保つために野菜・海藻・きのこ等をとりましょう。とり過ぎで血清カリウム値が上昇してしまうリスクがあるので、決められた量を守りましょう。
●プリン体は水に溶けやすい性質のため、たっぷりの水でさらしたり、茹でましょう。

外食の注意点

　私達の生活では、外食や旅行を切り離して考えることはできません。外食は楽しみでもあり、一人暮らし・仕事の都合や付き合いなどで外食せざるを得ないときもあります。透析患者さんの日常でも避けては通れないでしょう。外食や調理済みの料理を上手に取り入れるコツをつかんで、毎日の食事に役立てましょう！

（1）外食の特徴

　外食は、①全体的に量が多く、②味付けは濃く、③脂肪が多く、④野菜が少ない、が特徴です。同じメニューでも、店によって全体量や材料・調味料の使い方で、カロリーや塩分が極端に変わります。

（2）外食のコツ

　調整するポイントは、①過不足のないエネルギー摂取、②適切なたんぱく質量摂取、③減塩、の3つです。

◆食塩の摂取は自分で調節しましょう。

<u>1.自分で塩分の加減ができるメニューを選びましょう。</u>
どんぶり物（カツ丼・親子丼・天丼・中華丼など）はすでに調味されており、自分では食塩管理がしづらいものです。この場合は、定食を注文したほうが食塩管理はしやすいですね。
たとえば、カツ丼よりはカツ定食を注文したほうが、カツにつけるソースの量を加減する、定食に付いている漬物を残す、味噌汁は具だけ食べて汁は1口か2口にすることで塩分を減らすことができます。

<u>2.めん類の汁は残すようにしましょう。</u>
めん類（ラーメン・かけそばなど）の汁には塩分が約5～7g含まれています。つけめん・もりそばを選ぶことによって塩分の摂取を抑えることができます。

<u>3.鍋料理は塩分・水分が多いです。</u>
鍋物（すき焼き・水炊き・ちゃんこ鍋・おでん）は塩分が多いだけではな

く、水分も多いので注意が必要です。どうしても避けられないことがわかっているときは1日の中で調整するようにしましょう。

4.別の器で塩分を調整しましょう。
サラダのように、ドレッシングやマヨネーズがつく場合、注文するときに別の器に入れるように頼みます。こうすることで、自分で塩分量を調整することができます。

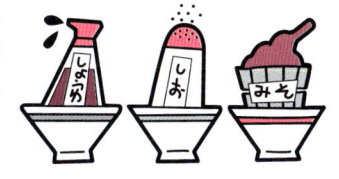

◆カリウム・リンをとり過ぎないようにしましょう。

1.野菜やフルーツは控えめにしましょう。
野菜ジュースや果汁100％ジュース、野菜や海藻のサラダ、フルーツ盛り合わせといったメニューにはカリウムが多く含まれます。サラダやフルーツ盛り合わせを注文しなければ、野菜やフルーツの量はそれほど多くはなりません。

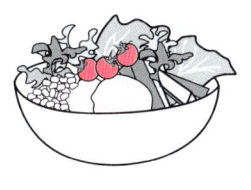

2.たんぱく質のとり過ぎには注意しましょう。
主菜となる肉類や魚類、卵や豆腐などのたんぱく質にはリンが多く含まれます。食べる量や回数に気をつけましょう。

◆体に良い油でカロリーを十分とりましょう。

特にやせ気味の人は、料理はゆでたものや生のものではなく、油で炒めたものや揚げたものを選び、十分なカロリーを摂取するようにしましょう。油は、バターやマーガリンより、体に良いオリーブオイルやキャノーラオイルを使っているお店がお勧めです。

◆残す勇気を持ちましょう。

残す量がほんの少しの場合でも「ちょっとくらいなら…」といって全部食べてしまわずに、残すようにしましょう。
また、事前に昼食が外食になるとわかっている場合は、1日の食事の割合を昼食分に多く割り当てておくようにするとよいでしょう。残す量を少

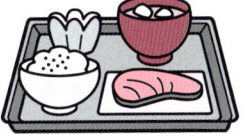

なくできます。大切なのは、家庭での食事の配分を加減することです。

◆ 行きつけのお店を作りましょう。

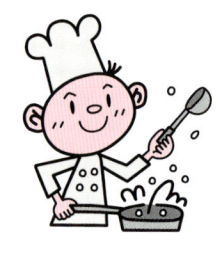

行きつけのお店を作ることで、注文するときに「薄味にしてください」、「コショウのみで焼いてください」といった要望ができるようになると、外食を楽しみながら自分で食塩管理ができるようになります。塩分を減らすための工夫として、レモンやお酢、香辛料（コショウ・カレー粉・唐辛子・からしなど）を利用するとよいでしょう。

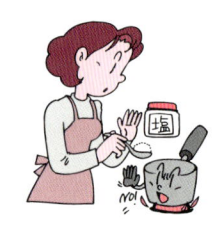

外食したら家では減塩

外食をするときは、家庭での食事はいつも以上に減塩にするようにしましょう。
計画的に食塩管理をすることが大切です。

外食の実際①

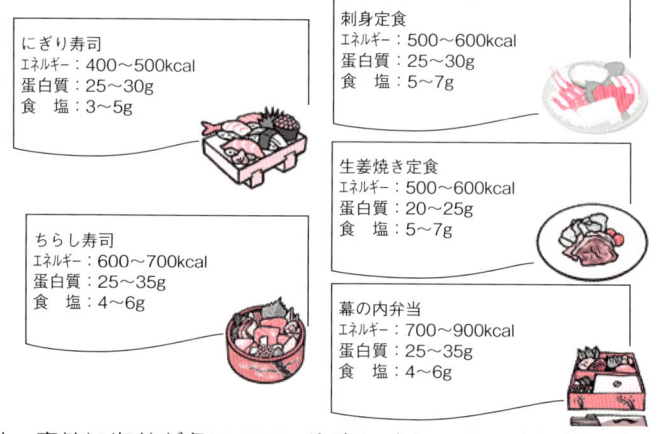

にぎり寿司
エネルギー：400～500kcal
蛋白質：25～30g
食 塩：3～5g

刺身定食
エネルギー：500～600kcal
蛋白質：25～30g
食 塩：5～7g

生姜焼き定食
エネルギー：500～600kcal
蛋白質：20～25g
食 塩：5～7g

ちらし寿司
エネルギー：600～700kcal
蛋白質：25～35g
食 塩：4～6g

幕の内弁当
エネルギー：700～900kcal
蛋白質：25～35g
食 塩：4～6g

＊煮物は、意外に塩分が多いので、注意しましょう。すし飯には、食塩が含まれています。醤油は直接かけずお皿にとり、少な目につけましょう。漬物・味噌汁は残すようにしましょう。

外食の実際②

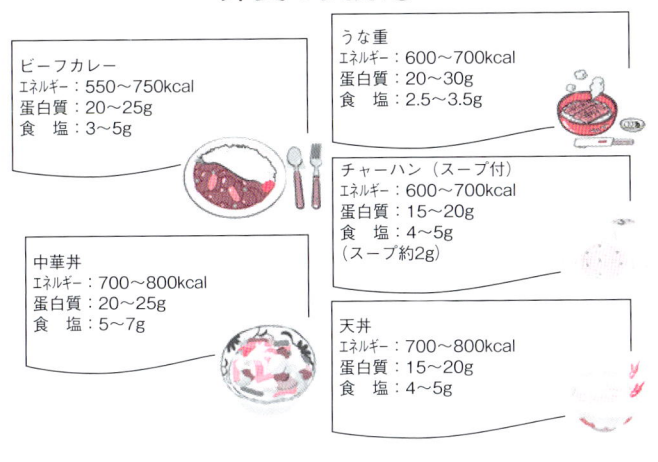

ビーフカレー
エネルギー：550〜750kcal
蛋白質：20〜25g
食 塩：3〜5g

中華丼
エネルギー：700〜800kcal
蛋白質：20〜25g
食 塩：5〜7g

うな重
エネルギー：600〜700kcal
蛋白質：20〜30g
食 塩：2.5〜3.5g

チャーハン（スープ付）
エネルギー：600〜700kcal
蛋白質：15〜20g
食 塩：4〜5g
（スープ約2g）

天丼
エネルギー：700〜800kcal
蛋白質：15〜20g
食 塩：4〜5g

外食の実際③

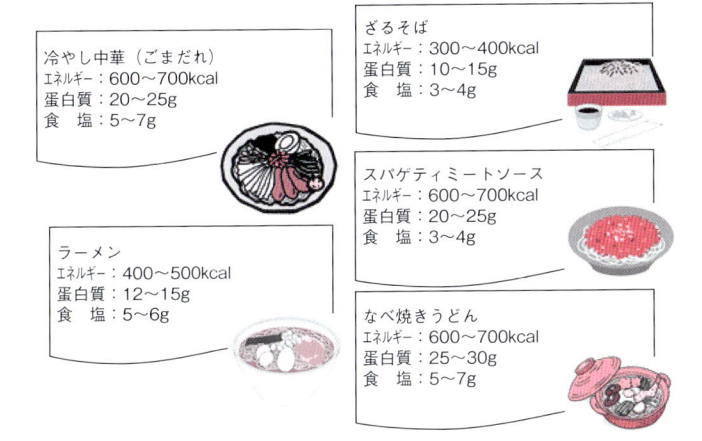

冷やし中華（ごまだれ）
エネルギー：600〜700kcal
蛋白質：20〜25g
食 塩：5〜7g

ラーメン
エネルギー：400〜500kcal
蛋白質：12〜15g
食 塩：5〜6g

ざるそば
エネルギー：300〜400kcal
蛋白質：10〜15g
食 塩：3〜4g

スパゲティミートソース
エネルギー：600〜700kcal
蛋白質：20〜25g
食 塩：3〜4g

なべ焼きうどん
エネルギー：600〜700kcal
蛋白質：25〜30g
食 塩：5〜7g

＊丼物は、米飯が250ｇくらいです。エネルギーの調節は米飯の量で行いましょう。麺のみのメニューは栄養のバランスがよくありません。五目など具材の入ったものか、おかずを別に注文するようにしましょう。

食品成分表の表示の見方

　日本食品標準成分表には，食品に含まれるたんぱく質、脂質、炭水化物などの栄養成分が書かれています。
　収載食品の成分値は、廃棄部位（魚の骨、野菜の皮や根、芯など）を取り除いた可食部100g当たりの数値です。
　また、項目、成分値によって数値の単位、最小表示の位、数値の丸め方などの表記方法が異なります。特に以下の記号の意味を覚えておくとよいでしょう。
　０：分析をして最小記載量の1/10未満、または検出されなかったもの
　Tr：微量　分析の結果、含まれてはいるが、最小記載量に達していないもの
　（０）：推定値０　未測定であるが文献等により含まれていないと推定されたもの
　（Tr）：推定値微量　未測定であるが、文献等により微量に含まれていると推定されたもの
　－：未測定　測定していないもの、あるいは水溶性および不溶性食物繊維で分別定量が困難なもの
　　単位：１ｇ＝１,０００㎎＝１,０００,０００μｇ

　自分で作った料理のデータを計算する場合、料理そのものが食品成分表に掲載されていなかったとしても、料理のレシピなどに記載されている材料の一覧を使って、材料ごとの栄養成分の量をいったん求めた後、それぞれのエネルギー量を算出して合計し、料理全体のエネルギー量を出します。

（例）カレーライス（６６８ｋcal）の場合
　　材料）ご飯　１５０ｇ、じゃがいも　１００ｇ、にんじん　４０ｇ
　　　　　たまねぎ　５０ｇ、豚ロース肉　６０ｇ、　油　５ｇ、
　　　　　カレールー　２０ｇ
　　（エネルギー量）ご飯１００ｇ当たり　１６８（kcal）
　　　　　　　　　　１６８×１.５＝２５２（kcal）
　　　　　　　　　　じゃがいも１００ｇ当たり　７６（kcal）
　　　　　　　　　　７６×１＝７６（kcal）
　　　　　　　　　　にんじん１００ｇ当たり　３７（kcal）
　　　　　　　　　　３７×０.４＝１５（kcal）

$$\text{たまねぎ100g当たり　37（kcal）}$$
$$37×0.5＝19（kcal）$$
$$\text{豚ロース肉100g当たり　263（kcal）}$$
$$263×0.6＝158（kcal）$$
$$\text{油（調合油）100g当たり　921（kcal）}$$
$$921×0.05＝46（kcal）$$
$$\text{カレールー100g当たり　512（kcal）}$$
$$512×0.2＝102（kcal）$$

したがって、材料のエネルギー量を合計すると、「252+76+15+19+158+46+102＝668」で、カレーライス全体のエネルギー量は、668kcalとなります。ほかの栄養成分も同様に計算します。多くの食品には、成分表示がされています。表示の見方を心得ていると食品に入っている栄養素が把握できます。

　食品表示には、遺伝子組み換え食品の表示、生鮮食品の原産地の表示、有機農産物・有機加工食品の表示、原材料名および食品添加物の表示、期限（消費期限と賞味期限）の表示、栄養成分表示、アレルギー食品の表示、容器・包装リサイクル表示、保健機能食品の表示、などがあります。

　ここでは食品の栄養成分表示について述べます。

　例1は栄養成分表示といい、これを見ると、食品に含まれている栄養成分や、1回にどれくらいの栄養成分がとれるのかを知ることができます。
　栄養成分の表示は、すべての食品に表示するように義務づけられているわけではありません。ただし、「**カルシウム入り**」「**カロリーオフ**」などの表示（**強調表示**）がある食品や栄養機能食品には、必ず栄養成分を表示することになっています。

例1：クッキーの栄養成分表示

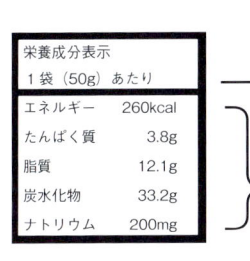

栄養成分表示
1袋（50g）あたり
エネルギー　　260kcal
たんぱく質　　　3.8g
脂質　　　　　　12.1g
炭水化物　　　　33.2g
ナトリウム　　200mg

・100gや100mL 1食分、1袋分など一定の単位あたりの含有量が表示されています。
・栄養成分表示を見るときは、書かれている数値が食品何gあたりなのか、1食あたりなのかなどに注意しましょう。

・熱量（エネルギー）からナトリウムまでの5項目は必ず表示されています。これらに加え、他の成分の量が書かれていることもあります。

例2：食品成分表示の約束事

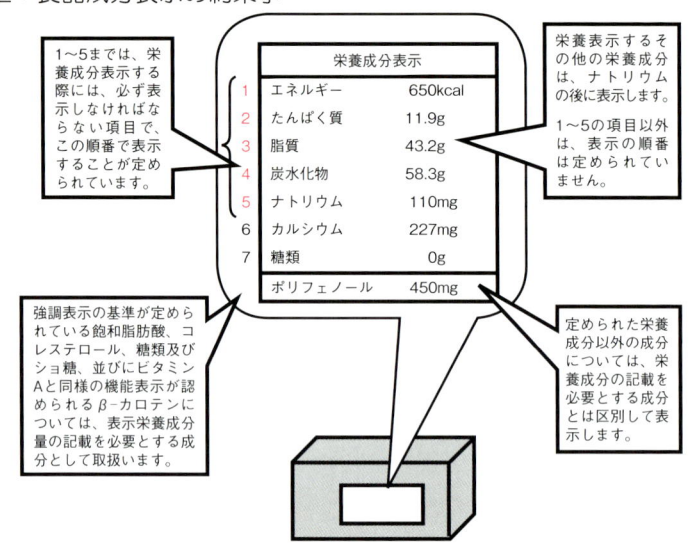

	栄養成分表示	
1	エネルギー	650kcal
2	たんぱく質	11.9g
3	脂質	43.2g
4	炭水化物	58.3g
5	ナトリウム	110mg
6	カルシウム	227mg
7	糖類	0g
	ポリフェノール	450mg

- 1～5までは、栄養成分表示する際には、必ず表示しなければならない項目で、この順番で表示することが定められています。
- 強調表示の基準が定められている飽和脂肪酸、コレステロール、糖類及びショ糖、並びにビタミンAと同様の機能表示が認められるβ-カロテンについては、表示栄養成分量の記載を必要とする成分として取扱います。
- 栄養表示するその他の栄養成分は、ナトリウムの後に表示します。1～5の項目以外は、表示の順番は定められていません。
- 定められた栄養成分以外の成分については、栄養成分の記載を必要とする成分とは区別して表示します。

（東京都福祉保健局、栄養表示基準についてのパンフレットより）

食塩量の計算方法

　ナトリウムの量からおおよその食塩量を計算することができます。栄養指導で食塩を一定量以下に制限しなければならない場合や、食塩がどのくらい入っているかを知りたい場合は、次の式を使って食塩量を計算します。

$$\text{ナトリウムの量(mg)} \times 2.54 \div 1,000 = \text{食塩の量(g)}$$

　＊係数2.54は、食塩〔NaCl（分子量58.5）〕のうちのNa量(23)から求められ、割る1,000は、mgをgに直す計算です。

例1で示したクッキーの場合、上の式にあてはめると
　200×2.54÷1000≒0.5 となり、食塩量は1袋当たり0.5gであることがわかります。

（参考：農林水産省　栄養表示成分の見方）

索 引

欧 文

AC 55
　—の減少 56
Alb 48
AMC 55
　—の減少 56
BIA法 55
BUN／Cr比 48
CKD 10
CKDステージ5に対する食事療法基準 14
CKD勉強会 107
CKDメディカルサポートプロジェクト 60
Cl 46
CoQ10 99
CTR 126
DESC法 70
DW 126
GNRI 56
K 46
L-カルニチン 97
Na 46
SGA 56
TSF 55
　—の減少 56

あ 行

アプローチの方法 87
アルブミン 48
医療支援室の活動 115
医療者と患者の常識のズレ 76
訴えの少ない患者への対応 117
栄養指導
　維持期 120
　導入期 118
　役立つスキル 68〜74

栄養スクリーニング法 56
エネルギー 123
　—の適切な摂取量 40
　—を効率的に摂取する方法 44
　エネルギー不足 52
塩分 125
塩分管理 126
　—の工夫 20
　減塩の工夫 127
　減塩の必要性 22

か 行

外食
　—のコツ 148
　—の実際 150, 151
　—の注意点 148
　—の特徴 148
カリウム 46, 125
　—が高くなる原因 130
　—の適正摂取量 26
　—をコントロールするための調理法 47
　—を含む食品 26, 132
　—を減らす工夫 29, 30, 131
カリウム含有量 27
カリウム上昇の原因 24
カリウム制限食の基本 26
加齢による変化 109
患者勉強会 39
キーパーソン 87
筋肉量や体脂肪量の評価方法 55
グルコサミン 103
クロール 46
血液検査の結果から摂取量を推測 50

血清カリウム値と危険度 25, 130
血中尿素窒素／血清クレアチニン比 48
言語的スキル 64
高カリウム血症 130
　—の危険 24
　—の症状 24
高尿酸血症 146
　—の食事療法 147
高プリン食品 147
高リン血症 134
コエンザイムQ10 99
コンドロイチン 103

さ 行

在宅生活を支える専門職 109
サプリメント 96
サメ軟膏 103
自己管理のサポート 116
指導場面の実際 89
　維持期 91
　高齢の透析患者 94
　長期透析期 93
　導入期 89
　プライバシー 89
社会的技能 64
主観的包括的評価法 56
情報収集 86
食塩量の計算方法 154
食事記録表 88
食事の聞き取りにおける8つの落とし穴 76
　味つけ 76
　健康情報過多 82
　言葉 78
　食材 80
　食品表示 80
　生活環境・経済状態 82

155

調理方法　78
　量　81
食事面の支援　110
食事療法のコントロール
　の緩和　57
食事を自分で用意できな
　い場合　112
食品成分表示の約束事
　154
食品成分表の表示の見方
　152
食品中の塩分　129
食品のたんぱく質量の例
　43
食品表示　153
食物繊維　102
食欲がない原因　111
除脂肪体重　54
　—の減少と窒息死の関
　　係　54
心胸比　126
腎性貧血　138
腎臓内科医との連携　60
腎臓の働きと透析療法
　122
身体計測　55, 56
　AC　55
　ACの減少　56
　AMC　55
　AMCの減少　56
　TSF　55
　TSFの減少　56
　体重の減少　56
水分　124
　—と塩分の関係　18
　—のとり方　127
水分過剰による症状　18
水分管理　126
　—の工夫　19
水分量の決め方　15
スタッフから患者への情
　報の伝達方法　117
スタッフ間での情報の共
　有　116

生体電気インピーダンス
　法　55
整腸作用のある食品　100
造血に必要な栄養素　140
ソーシャルスキル　64

た 行

体重管理　124
体重増加量の目安　15
達成できる目標を設定
　87
炭水化物　40
たんぱく質　124
　—とリンの適切な摂取
　　量　37
　—の含有量　35
　—の適切な摂取量　42
たんぱく質源の食品目安
　量　42
たんぱく質不足　52
地域医療連携室の活動
　115
治療用特殊食品　104
　—を取り扱っているメ
　　ーカー　104
低栄養　113
　—になりやすい6つの
　　原因　52
　—の改善　57
低栄養状態の評価方法
　56
定期検査　46
デスク法　70
鉄分をとるポイント　141
鉄を含む食品　141
透析栄養セミナー　85
透析勉強会　39
糖尿病性腎症の合併症
　145
糖尿病透析の食事管理
　142
ドライウエイト　126
　—と標準体重の違い
　　12

　—の決め方　12
　—を設定する際の指標
　　13

な 行

ナトリウム　46
　—から食塩への換算式
　　21
尿酸値の上昇　146

は 行

パラソルモン　50
非経口栄養摂取法　58
非言語的スキル　64
ビタミン推奨量　101
非ヘム鉄　139
貧血を改善する食事　139
貧血を調べる検査　138
副甲状腺ホルモン　50
プリン体　147
プレバイオティクス　102
プロバイオティクス　102
ヘム鉄　139
褒める　87

ま 行

慢性腎臓病　10
慢性腎臓病ステージ5に
　対する食事療法基準
　14
見落としやすい食品　20
ミネラル推奨量　101

ゆ・り

油脂類　41
リン　125
　—の含有量　35
　—の上手なとり方　34
　—を多く含む食品　136
　—をコントロールする
　　ための食事療法　32
リン吸着薬　135
リンコントロール　135

おわりに

　本書で取り上げたことは、透析室の看護師にとって、きっと何かの役に立つと確信しています。
　東葛クリニック病院の取り組みは、透析患者さんの食事支援の一つの形にすぎないことはいうまでもありませんが、執筆を分担した当院のスタッフが日頃の患者さんとのやり取りのなかで育んだ経験と、文献その他での知見の融合の形だと考えています。
　透析療法に知識のある・なしに加え、食事療法は、自己管理のなかでも最も結果に差が出やすい部分だと思います。
　透析室看護師の患者さんとの関わりは、ほかの科と比べて特別なものがあります。透析患者さんは、週に2ないし3回、長い人では40年以上も同じ透析施設に通い続けることになります。
　わたしが栄養士として仕事を始めて（透析患者さんと関わって）二十数年になりますが、そのなかでも透析治療そのものも薬剤も変化してきています。治療の変化と歩調をそろえて、食事療法も変わってきているのを感じます。
　最近では、長期透析に伴う合併症や栄養障害の話題にも着目されはじめています。透析患者さんの栄養管理から学ぶことは尽きず、管理栄養士として患者さんのためにできることはまだまだたくさんあると思っています。
　しかし、透析室の管理栄養士のマンパワーは、到底透析患者さん全員に深く関われるものではありません。わたしたちは、透析室看護師と手を組み、看護師による患者ケア・患者サポートが行いやすいように支援していくべきだと思っています。
　透析医療に携わるスタッフ全員が、「元気で長生き！ 安心らくらく透析」の実現に向け、土台を支える栄養・食事管理と指導に主体

的に関われる時代が来ることを願ってやみません。
　末筆ながら、本書の制作にご協力いただいた東葛クリニック病院の医局・看護部・栄養部の皆さんに心からお礼を申し上げるとともに、このような機会を与えてくださったメディカ出版に感謝申し上げます。
　日本中の透析患者さんの食卓に、満足と安心が届きますように！

2013年1月

管理栄養士　髙﨑美幸

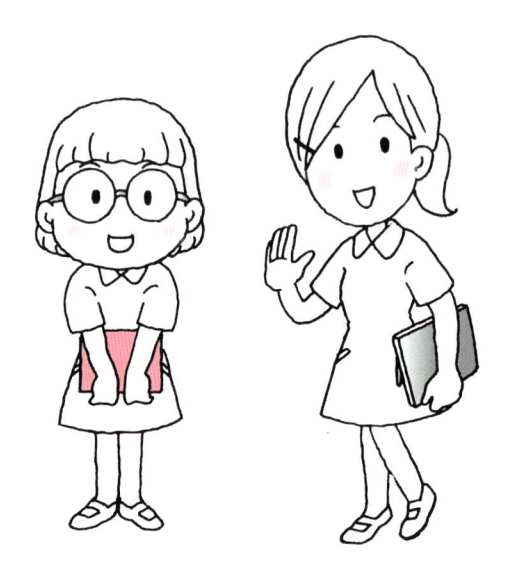

編者紹介

髙﨑　美幸（たかさき　みゆき）

　ベッドサイドで患者さんから顔の見える管理栄養士として、患者さんの立場にたった栄養管理を推進している。足立香代子先生主催の定期勉強会や数多くの学会にも精力的に参加し、座学と現場経験の融合に努め、臨床での栄養ケアマネージメントに役立てるよう活動を進めている。

1987年	3月	名古屋栄養短期大学卒業
		衆済会増子病院　栄養室
1990年	9月	日清医療食品株式会社　名古屋支店管理部インストラクター
1992年	9月	同 業務本部開発部
1996年	4月	福寿会福岡クリニック　在宅相談部、老健準備室
	9月	同 老人保健施設しらさぎ　栄養管理室
1998年	12月	松圓会東葛クリニック病院　給食部
2000年	8月	同 栄養部課長代理
2007年	4月	同 経営企画室員（兼務）
2010年	4月	同 栄養部課長
2013年	1月	三喜会鶴巻温泉病院　栄養サポート室長

【資　格】

　管理栄養士、臨床栄養師、TNT-D認定管理栄養士、NST専門療法士、NR（栄養情報担当者）、在宅訪問管理栄養士、人間ドック健診情報管理指導士ほか

【おもな著書】

『チーム医療に必要な人間栄養の取り組み―臨床栄養管理のすべて』（第一出版、2012年）分担執筆
『認知症の人の心身と食のケア』（第一出版、2012年）分担執筆
『すぐに使える栄養管理事例集50―疾病別栄養管理計画書のつくりかた』（日本医療企画、2009年）編者
『在宅での栄養ケアのすすめかた―訪問栄養食事指導実践の手引き』（日本医療企画、2008年）分担執筆

患者さんの悩みをナースが支える
透析患者の食事指導ガイド
ーマンガと事例でキホンがわかる！

2013年3月15日発行　第1版第1刷

編　著　髙﨑　美幸

著　者　東葛クリニック病院　透析室スタッフ

発行者　長谷川　素美

発行所　株式会社メディカ出版
　　　　〒532-8588
　　　　大阪市淀川区宮原3-4-30
　　　　ニッセイ新大阪ビル16F
　　　　http://www.medica.co.jp/

編集担当　西岡和江
編集協力　小川美津子
装　幀　　森本良成
まんが　　おのようこ
印刷・製本　株式会社シナノ パブリッシング プレス

© Miyuki TAKASAKI, 2013

本書の複製権・翻訳権・翻案権・上映権・譲渡権・公衆送信権
（送信可能化権を含む）は、（株）メディカ出版が保有します。

ISBN978-4-8404-4472-9　　Printed and bound in Japan

当社出版物に関する各種お問い合わせ先（受付時間：平日9：00～17：00）
●編集内容については、編集局 06-6398-5048
●ご注文・不良品（乱丁・落丁）については、お客様センター 0120-276-591
●付属のCD-ROM、DVD、ダウンロードの動作不具合などについては、
　デジタル助っ人サービス 0120-276-592